YOU CAN HEAL YOUR HEART

心的重建

〔美〕露易丝·海　〔美〕大卫·凯思乐/著　方月月/译
Louise Hay　　　David Kessler

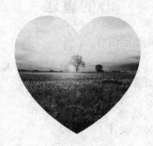

北京联合出版公司
Beijing United Publishing Co.,Ltd.

图书在版编目（CIP）数据

心的重建／（美）露易丝·海，（美）大卫·凯思乐 著；
方月月 译 . —北京：北京联合出版公司，2017.6（2021.5重印）
ISBN 978 – 7 – 5502 – 9162 – 1

Ⅰ.①心… Ⅱ.①露… ②大… ③方… Ⅲ.①心理保
健 – 通俗读物 Ⅳ.①R161.1 – 49

中国版本图书馆 CIP 数据核字（2016）第 277601 号

北京市版权局著作权合同登记：图字 01 – 2016 – 7563
YOU CAN HEAL YOUR HEART
Copyright©2014 by Louise L. Hay and David Kessler
Originally published in 2014 by Hay House Inc., USA
Simplified Chinese edition is published by arrangement with
Bardon – Chinese Media Agency
All rights reserved.

心的重建

项目策划 斯坦威图书

作　者 （美）露易丝·海 （美）大卫·凯思乐
译　者 方月月
责任编辑 张　萌
策划编辑 马晓娜　郑智敏
封面设计 异一设计

北京联合出版公司出版
（北京市西城区德外大街 83 号楼 9 层　100088）
天津中印联印务有限公司印刷　新华书店经销
150 千字　880 毫米×1230 毫米　1/32　7.75 印张
2017 年 6 月第 1 版　2021 年 5 月第 10 次印刷
ISBN 978 – 7 – 5502 – 9162 – 1
定价：38.00 元

心的重建
张德芬 / 身心灵作家

　　公司小伙伴们递来这本书《心的重建》，要我写推荐序。露易丝·海的《生命的重建》曾经是我生命中的重磅好书，此时拿起这本《心的重建》，感慨宇宙的共时性，为什么总是那么精准地在最适切的时候呈现出最适当的东西给我。

　　一年多前，如果我拿到这本书，我不可能有现在这种深刻的体会和感受。因为，我回顾我自己的生命，在骤然单身和空巢之前，几乎没有遭遇过什么"失落"。是的，我离过婚，但那是我当时明智的选择，并不算失落。是的，我事业也有不顺利的时候，但是那种只是"挫败"，谈不上"失去"。

　　"失去"是说，你曾经拥有过一个很好的东西，但是现在没有了，而且再也不会回来了。失去一个不好的东西不叫失去，失去之后有更好的代替也不叫失去，失去之后你不在意也不叫失去。我真的好幸运，在人生半百之前，没有这样严重地"失去"过什么。

然而，人生真正"失去"的功课的开始，一度让我痛苦不堪。我失去最爱的男人，而且是不可修复的一个过程，我们之间拥有的那种美好感觉，是不会再回来了。在选择离开的时候，还不是那么清晰，但是逐渐的，在伤痛中回顾我的一生，也认真地去看、去研究亲密关系，现在知道，有的时候一生只能碰到这么一个人，在某种情境下，度过一段美好的时光，但这是不可逆转的了。

与此同时，我也失去了两个孩子。他们离开我到美国读大学，妹妹很快交了一个固定男友，眼看是不会回亚洲定居了。哥哥事业心比较重，毕业后要在美国工作、读研究所，十年之内也回不来。当初和他们告别时说"从此以后，生老病死、逢年过节再见"，还真是应验了，只是我比自己想象的脆弱，尤其是没有亲密伴侣之后，一个人独居。有时候家里请客，有客人来，大门打开、关闭，三只小狗狂叫，我一个恍惚又回到了孩子们都在的时刻，大门重重地关上，然后他们就会问阿姨："妈妈呢?"妈妈在，妈妈在这里，可是，你们不在了。

这本《心的重建》，真来得正是时候。翻看内容，它的确印证了我自己走过的这段艰苦路程。在重建自己的心，也就是自己的幸福的时候，我们真的首先要接受失落的真实性，承认自己的失落，而且承认它的"不可逆转"性，这对我来说是很困难的一步。我也曾经想和前爱人复合，也期盼孩子能尽快回到身边，但是我发现这种我们自己完全不可控制的妄想只会把我们的力量带走，而不能集中精力在自我疗愈上面。

这些不切实际的期望，其实是为了逃避自己内在的大伤口，不去感觉它。所以本书的三大领域，第一就是"去感受你的感受"，这是最重要的出路，而不是用其他的花招来逃避痛苦。因为我们的痛苦，表面上看起来是现在这个人或是事造成的，但其实都是我们旧有的伤痛未被疗愈而已。所以第二个疗伤步骤就是去"让旧伤浮现以获得疗愈"。最后，我们还需要对治自己脑袋中不切实际的一些想法，也就是我平常说的"要建立正知正见"，也只有在我们情绪被认可、看见、接受之后，我们来对治自己脑袋的扭曲想法，才会有效果。

如果你也是在生命中有重大的失落，无论是分手、离婚、失业、亲人好友离世，这本书都是一本对你"开卷有益"的好书。人生几乎是不可避免会发生各种让我们痛苦的事情，而真正痛苦的不是事件本身，而是我们对这件事的回应、反应。所以，对那些跟我以前一样幸运，到目前为止，还没有体会过重大失落的朋友来说，本书也是一个非常好的"预防心理医学"，让我们的心理更加健康、坚强，就能够因应未来生命中的种种挑战，而不至于受到"重挫"。

　　祝福所有生而为人的我们，在人生各种挑战中，能有足够的勇气和智慧，在每个失落当中，重建我们的心。

　　强烈推荐这本《心的重建》!!

亲爱的，在生命这场大电影中，

你是中场插进来的，也会在中场离开，

你所爱的人跟你一样。

但是，爱是永恒不灭的，灵魂也是永恒不灭的。

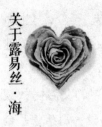

关于露易丝·海

　　露易丝·海是美国最负盛名的心理治疗专家、杰出的心灵导师、著名作家和演讲家，被誉为"最接近圣人的人"。她是全球"整体健康"观念的倡导者和"自助运动"的缔造者。露易丝·海揭示了疾病背后所隐藏的心理模式，认为每个人都有能力采取积极的思维方式，实现身体、精神和心灵的整体健康。

　　露易丝的个人思想是在她痛苦的成长过程中逐渐形成的。她的童年在飘摇与穷困中度过，自幼父母离异，5 岁时遭强暴，少年时代一直受到凌辱和虐待。她后来逃到纽约，历经坎坷，成为一名时装模特，并和一个富商结婚，但 14 年后她又被丈夫所遗弃。1970 年，露易丝在纽约开始了她一生为之奋斗的事业。

　　1976 年她的处女作《生命之重建：治愈你的身体》出版，奠定了她在这一领域的专家地位。1984 年，露易丝的代表作《生命的重建》出版，她的作品已被翻译成 29 种语言，发行 5000 万册，在 35 个国家广为流传。至今，《生命的重建》仍在世界各地热销不衰。本书《心的重建》是继《生命的重建》后露易丝·海极度重视的新作。

1985 年，露易丝创建了名为"海瑞德"的艾滋病救援组织。她还建立了"Hay 基金会"和"露易丝·海慈善基金会"，帮助和支持艾滋病患者、被虐待妇女和社会最底层的穷苦人。她每月 1 期的专栏《亲爱的露易丝》发表在美国、加拿大、澳大利亚、西班牙和阿根廷等国家的 50 多种出版物上。

露易丝·海帮助了千千万万人改变了健康状态，提升了生命质量。这位伟大的女性被世界各地的媒体亲切地称为"最接近圣人的人"。

目录

书写缘起/　　001

序言/　　003

前言/　　009

第一章·改变失去的观念　////////////////////

　　尊重爱/　　009

　　不同类型的失去/　　013

第二章·在爱情中摔倒和成长　////////////////

　　迥然不同的爱情观/　　026

　　认识你自己/　　033

拨开云雾见月明/ 041

冷漠和依赖/ 049

揭开爱情给予的礼物/ 051

天真的想法/ 055

自爱/ 059

疗愈过去/ 061

矢志不渝地爱自己/ 067

支持你自己/ 071

第三章·**品离婚之甜** ///////////////////

接受你自己/ 085

当伤痛变得复杂/ 090

背叛的伤痛/ 092

走出伤痛，到达慈悲/ 099

把孩子放在第一位/ 103

疗愈离婚的伤痛/ 106

第四章·**天人永隔** ///////////////////

是时候让自己不再内疚了/ 114

有关生日、 周年纪念日以及节日的伤痛/　119

责任和自责/　130

谁的错/　132

放下消极的想法/　135

尊重你的伤痛/　137

让伤痛浮出水面/　139

应对自杀/　141

疗愈丧子之痛/　145

第五章·尊重爱宠去世 ///////////////////

用心感受丧宠之痛/　154

霍默故事的启迪/　161

第六章·其他的爱， 其他的失去 ///////////////////

不孕和流产/　168

失业/　172

接纳真实的自己/　176

为永远不可能实现的事而伤痛/　180

放下不健康、 不现实的想法/　182

第七章·心的重建 //////////////////

放下批评和怨恨/　　189

发现失去后的真谛/　　193

编后记/　　201

感　谢/　　203

读者赞誉/　　205

关于作者作品/　　207

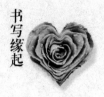

书写缘起

露易丝（Louise）**和大卫**（David）

　　我们写这本书是为了探索我们是如何处理伤痛的，在承受形形色色的失去后，找到疗愈自己的方法，这些失去包括分手、离婚以及死亡。伤痛是一种挑战，但使伤痛变得更加难以承受的往往是我们的想法。我们希望这本书可以增加你对失去的认识并拓展你的思维，让你在失落的时候能走向爱和理解。我们的目的是让你能充分感受伤痛，而不是深陷悲伤和痛苦中。

　　伤痛是无须拯救的，它是生命中自然的一部分。精神不知道什么是失去，它只知道每个故事会开始，也会结束，但爱却永远不会结束。我们希望在阅读这本书时，这里面的文字可以让你感到舒适而平和。但是在需要专业帮助的情况下，这本书并不能取代它。我们祝愿你爱得更多、疗愈得更多。

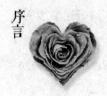
序言

大卫·凯思乐

　　我一生中大部分时间都在做伤痛疗愈工作，并有幸写了四本相关书籍，包括与传说中的伊丽莎白·库伯勒－罗斯（Elisa-beth Kübler－Ross）合作撰写的两本。伊丽莎白·库伯勒－罗斯是著名的精神病学家，曾著传世之作《论死亡和濒临死亡》（*On Death and Dying*）①。外出演讲时，我经常会被问道："伤痛会导致离婚吗？"甚至参加宴会时，失恋的人会找到我并问道："你能帮助我吗？我刚经历分手，听说你很懂伤痛方面的事情。"

　　这总是提醒我，我的工作范畴是处理恋情和婚姻的结束以

---

　　①　译者注：作者认为临死之际的病人"常常被人回避，没有人对他们诚心诚意"。她主张坐在病人身边，倾听病人诉说他们的心里话。该书把死亡过程分成五个心理阶段：拒绝、愤怒、挣扎、沮丧、接受。其促进了人们对弥留之际的病人的关怀。

及生命的终结。事实上，失去了就是失去了，伤痛了就是伤痛了，无论它是什么或者由什么引起的。我记不清听过多少人在分手或者离婚时苛责自己，我经常回想起我的朋友露易丝·海——国际畅销书《生命的重建》（*You Can Heal Your Life*）①的作者，她常说：

"*关注你的思想。*"（Pay attention to your thinking）

为了发行我最新的书《其实那个世界很美》（*Visions, Trips, and Crowded Rooms*）②，我被邀请出席一期"海瑞德"艾滋病救援组织会议并在会议上做演讲。尽管我的书在露易丝出版公司出版，但是我也有很多年没见过她了，我一直希望能跟她见面聊聊。因此，我们计划会议结束后一起吃午饭。

演讲开始几分钟后，我能感受到观众有些异样，我注意到观众开始交头接耳。我不知道发生了什么，只能继续演讲。后来我才明白，原来是露易丝走了进来，在观众席坐下。尽管她努力不被人注意，但是她所散发的那种充满活力的光芒让人无法忽视。

午餐时，我们第一次聊到了彼此都认识的朋友，然后她说

---

① 译者注：作者在书中倡导"整体健康"的观念，揭示了疾病背后隐藏的心理模式，从而开辟了重建生命整体的完美道路。

② 译者注：作者在书中介绍了临死之人的三种经历：愿景、旅行和拥挤的房间，认为在我们出生时爱的双手向我们问候，在我们死去的时候，爱的怀抱会拥抱我们。作者通过临死之人的临终故事教育、教化和安慰我们所有人。

道："大卫，我一直在想这个问题，我希望在我死时你能陪在我身边。"

"那将是我的荣幸。"我立马回答道。自从我成为一个研究死亡和伤痛的专家后，类似这样的事情对我来说并不罕见。大多数人都不想独自死去；他们想让那些不回避死亡的人在他们临死之际陪伴在他们身边，倾听他们诉说自己的心里话，见证他们由生到死的过程。为此，著名的演员安东尼·帕金斯（Anthony Perkins）要求我在他去世时陪在他身边；畅销书作者玛丽安·威廉姆森（Marianne Williamson）要求我在她父亲去世时陪在她和她父亲身边。我的导师伊丽莎白·库伯勒－罗斯去世时我也陪在她身边。

然后我问她："发生什么事了吗？身体出什么问题了吗？""不，"她回答道，"我已经 82 岁了，我尽我所能地健康着，我完整地过着我的生活，我只是想确保当时间到了，我能全然感受死亡的过程。"

这，就是露易丝。

会议期间，她的行程安排是放映纪录片《开启希望之门》（Doors Opening），纪录片讲述的是她那著名的"贺氏夜游"（Hayrides），即 20 世纪 80 年代的一些艾滋病患者及其爱人于每周三晚上出席"海瑞德"艾滋病救援组织会议的故事。这也是我与她结缘的开始。少数情况下，她会无法参加周三晚上的"海瑞德"艾滋病救援组织会议，所以我会代为主持。那是一个非常令人兴奋的旅程。

350 名左右与会者，主要是患有艾滋病的男性（也有一些女性）。在治疗开始前，他们基本处于疾病早期。大多数情况下，这些人面临的是他们人生中的一起灾难性事件。但是坐在这些人中间的露易丝，她并没有把它视为灾难性的，而是视为一个改变生活的机会。期间，她给大家带来一股治愈力量，她也很清楚地表明这不是一个同情派对——没有谁应该成为受害者。相反，这些"海瑞德"艾滋病救援组织会议是为实现更深层的治愈的：为灵魂的治愈提供了一个机会。

每当我想起那些令人鼓舞的、神奇的夜晚时，我的脑海里充斥着满满的回忆。现在，不止 25 年了，露易丝和我再一次坐在一起，这说明那段日子对我们的生活都产生了深远的影响。当纪录片开始时，一段简短的介绍结束后，露易丝拉起我的手，我们走在会议室过道上，我们原本计划多聊聊然后在电影结束前赶回来，主持观众问答环节。但当我们到达门口的时候，她停了下来。

"嘿，看啊，"露易丝说道，"荧屏上出现的是汤姆。"汤姆是最早的"海瑞德"成员，他在很多年前就去世了。

"每个人都如此年轻。"我说。

"我们坐几分钟吧。"她低语道，同时把我拉到后排。

最后，我们看完了整部纪录片。然后，我们站起来，重整思绪，走上舞台，观众开始提问，"什么是疾病？""如果思想可以治愈疾病，我们为什么还要吃药？""为什么我们会死亡？""死亡是什么？"……

　　露易丝对每个问题的回答，都让观众对"疾病"有了更深刻的见解。她在回答的过程中向我点头示意，让我发表我的看法，好比我们正在打网球，一来一往，一一回复。就这样，原本 10 分钟的问答时间持续了 45 分钟，或者可能已经过去了几个小时。当我以为谈话结束了，露易丝却突然自豪地向大家宣布："对了，我已经安排了大卫·凯思乐在我临死时陪在我身边。"观众开始鼓掌。我曾以为这是一个私人的请求，而现在露易丝却与全世界分享。这正体现了她的力量、诚实和开放。

　　那天晚上，海之家总裁兼首席执行官瑞德·特雷西（Reid Tracy）告诉我："露易丝和我谈到你们两个在一起做的事情。你们有共同的经历，这可以碰撞出很多智慧。我们认为你们应该一起写一本书。"的确，无论是结束一段恋情（离婚或分手）、面对至亲死亡，还是遭受许多其他类型的失去，如失去心爱的宠物，甚至一份心爱的工作，所有这些失去对我们来说都是一次挑战。我不知道露易丝·海对疗愈这些出现在我们生命中的挑战有哪些深刻见解，而露易丝那句充满智慧的话语——"关注你的思想"却再次在我的脑海里闪过。要是她和我一起写本书，把她对如何治愈我们自己的知识，以及我这些年帮助别人处理伤痛和失落的经验分享出来，将会怎么样呢？

　　我在想这样一本书可以帮助多少人。我也会想在这样重要的话题上我和露易丝的亲密合作会是怎么样的。事实证明，我们在这本书上的合作将会与我们在互助会上的问答环节一样天衣无缝——针对不同的话题，表达各自多年来形成的见解，同时也补充、完善对方的思想

　　所以，我们的旅程开始了。

前言

露易丝和大卫

受伤的心也是开放的心。无论在什么情况下，一旦你爱上一个人，交往一段时间而后分手，你自然会感到痛苦（Pain）。失去挚爱的痛苦是人生的一部分，是这次旅程的一部分，但你没必要忍耐（Suffering）。虽然在失去所爱之人后，一般会忘记自己的力量，但实际上即使经历分手、离婚或死亡，你仍然有能力创造一个新的现实。

要明确：我们要求你在遭遇失去发生后改变你的想法——不是要你逃避伤痛带来的痛苦，而是要学会不断地克服它。我们希望你的思想能达到一个境界：当你回忆起你的爱人时，只有爱，没有悲伤或遗憾。哪怕经历了最糟糕的分手、最卑鄙的离婚甚至最悲惨的死亡，随着时间的流逝，要达到这样的境界也是可以实现的。这并不意味着你要否认或逃避痛苦。相反，你要让自己体验它，然后允许自己开始新的生活——一个你可以拥抱爱而不是悲伤的生活。下面我们开始进入正题。纵观整本书，主要有三个领域：

1. 帮助你感受你的感受

如果你正在阅读这本书，那么你可能正经历受伤——这不是我们想带走的东西。受伤是一个重要的窗口，通过它，不仅可以治愈你的痛苦，而且只要你能充分感受自己的每一种情感，便可以开始放下它们。其中最大的挑战是，你可能会试图推开或忽略你的感受。因为你认为它们是错的。你背负了大量被抑制的情绪，尤其愤怒，往往是一种被压抑的常见情绪。但是，要治愈它，就必须释放它。

我们不仅仅是在谈论与死亡有关的愤怒，而是所有让我们感到愤怒的时候的愤怒。著名伤痛专家伊丽莎白·库伯勒－罗斯将伤痛分为五个阶段，她说从感到愤怒到完整经历愤怒，几分钟内就可以完成。她认为任何我们感觉超过 15 分钟的愤怒都是旧的愤怒。

当然愤怒只是许多情绪之一。当恋爱分手时、当离婚发生时，甚至当亲人去世时，我们被迫产生很多因没准备好放下就失去的混乱而产生的情感。感受这些情感是治愈的第一步。

2. 让旧伤浮现以获得疗愈

你的失去也将是一个走进你旧创伤的窗口，无论你喜欢或不喜欢，它们都会出来。其中一些你甚至压根没有意识到它的存在。例如，当你正在经历分手，你可能会想，我知道他不会留下。在离婚时，你可能会认为我不值得被爱，或者当亲人去世时，你可能会想坏事总是发生在我身上。这些都是消极的负面想法，而其对你的影响甚至超越了当前所遭到的失去。

虽然在伤痛的这段时间里去缅怀过去的美好点滴，这是好事，但是反复重温过去却是痛苦的，并且对你没有任何帮助。当你没有疗愈意图地回忆过去时，对你的成长并无益处。

这些消极思想起源于哪里？它们起源于过去，因为它们当时未被爱治愈。而我们将一起照亮那些旧创伤和消极的思维过程，并用爱和慈悲开启疗愈过程。

3. 改变关于恋情、 爱和生活的扭曲想法

当你处于为所失感到伤痛不已的状态时，你的想法往往都是扭曲的，哪怕你当时是很清醒的。我们这样说是什么意思呢？你的想法是在童年创伤（the wounds of childhood）和在过去恋情中受到的伤害中形成的。你的父母和其他出现在你的生命中能对你产生影响的人塑造了你现在扭曲的想法，但他们的想法

也因童年创伤而变得扭曲。当你一次又一次重复这些旧想法的时候，这一切就会在你的头脑中形成当前的自我对话（self－talk）。这一切又会反过来促使你把那些旧想法、消极的自我对话带到当前的失去中。

这就是为何人类在经历失去深爱的人之后，会如此频繁地进行没有爱和温暖的自我对话。我们自责，我们认为自己很可怜，甚至认为我们当前经历的一切痛苦都是应当的。那么我们要如何打破这个恶性循环？请继续读下去，学习积极自我肯定的重要性以及积极自我肯定对扭曲思维的强大影响。

自我肯定的疗愈力量

自我肯定是一种强化积极或消极信念的过程。我们希望提高你对平时可能会用到的消极自我肯定的意识，慢慢地形成新的积极的自我肯定，并融入你的生活中。在你的思想里，你总会肯定某样东西。不幸的是，当你的思想扭曲时，你经常会重复消极的自我肯定。

接下来，我们开始向你介绍出现在你的伤痛和生命中的积极的自我肯定。当你第一次使用积极的自我肯定时，你或许会觉得这些积极的状态很不真实。不用在意，听之任之即可。你或许会害怕我们正在以某种方式带走你的伤痛抑或减轻它，但这与真相是背道而驰的。你的伤痛是你自己的感觉，只不过积极的自我肯定可以带走不必要的痛苦，同时治愈你的一些旧伤痛和消极想法。其实你的消极自我肯定是不可取的，但是你却并未为此而感到烦恼。很多人在受伤时，会无意识地重复消极的自我肯定，残忍地对待自己。我们写这本书的主要目的之一就是找到一个可以将重复的消极想法转换为积极想法的方法。

当你读到上文提到的积极自我肯定时，一定要把它们应用到自己的经历中。将它们应用到你的思维模式、你的价值观中，利用它来化解束缚你的负面想法。其中一些自我肯定或许可以帮助你处理过去的旧伤，并有助于处理当前的伤痛，这样，你才能用爱完全疗愈自己。

失去后的生命礼物

我们确信你知道如何结束一段恋情，你知道如何结束一段婚姻，你甚至知道如何结束一个生命。但是你知道如何完善一段恋情或者一段婚姻吗？你知道如何完善一个生命吗？这是我们和你一起进行心的旅行时想要教给你的另一方面的本领。经历失去之后，你会发现生命会给你带来很多惊喜。

这些对你来说可能是新鲜的观点，但是事实上并不是所有的恋情都意味着永恒。有些恋情维持一个月，有些维持一年，有些维持十几年。当一段你认为本应维持五年的恋情仅维持一年便结束，你会受伤。当一段本应维持二十五年的恋情仅维持了十年便结束，你会难过。婚姻也一样，你能想象一段以离婚画上句点的婚姻是成功的吗？好吧，它可能确实是。因为，离婚对你和你未来的另一半来说是完美的。

即使是生命结束，也能谱出另一种节奏。当然，死亡是一件令人悲伤的事，因为你希望和逝者度过更多的时间，这是自然现象。但是一个完整的生命需要具备两个条件：出生和死亡。这就是生命。从生命这个大电影来说，我们都从中场中走来，又在中场中离去，没有人能完整经历生命大戏的自始至终。于是，我们希望和死去的爱人保持某种连接，我们希望记住我们的回忆……最终，我们能放下心中的痛。

第一章我们将检视对失去的理解。你是怎样看待分手的？你是如何看待离婚的？你是如何看待深爱的人去世的？当我们让你思考这三个问题时，我们将开始改变你对失去的思维习惯。

第二章里我们继续探讨爱情。即使你读这本书时正经历着分手，而其他人正沉浸在离婚或死亡的悲痛中。忘记你当前的状况，我们鼓励你阅读这章节，因为每一次结婚、每一次离婚都与一段感情有着千丝万缕的联系，而每个死亡也与情感有着深深的羁绊。

第三章主要集中研究离婚的伤痛。第四章里，我们关注深爱之人去世的伤痛。在某种程度上，我们建议你阅读恋情那章节，我们也建议你阅读关于死亡的那章节，因为每次分手和离婚在某种程度上也是一种死亡。

之后的章节里，我们主要探索生活中经历的其他类型的失去，从丢失宠物、丢失工作到流产等。甚至对那些表面上不容易看得出来的失去（为某件过去和将来不存在的事感到的伤痛），我们也会探索它们的疗愈之道。

　　后面的内容包括新思想、暖心故事以及针对具体场合的积极自我肯定。整个故事来源于现实社会中的现实的人。他们勇敢地选择和我们分享自己生活中的挑战、经验和教训，因此，我们才能将这些故事与你分享。

　　我们最大的愿望是希望你能发现无论你面对什么，你都能治愈你的心灵。你值得拥有一个充满爱的、平和的生活。让我们一起开始疗愈之旅吧。

第一章

改变失去的观念

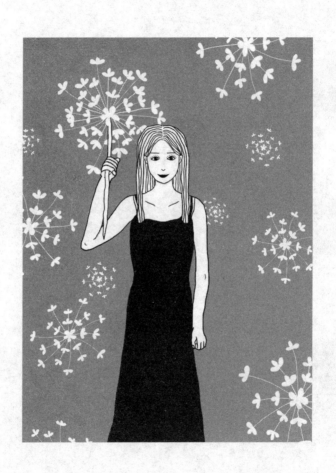

当我为了我的第一本作品驱车圣地亚哥去见露易丝时，我准备了等会儿我要问的问题。

露易丝有句家喻户晓的话："思维是有创造力的。"要如何把它应用在失去中呢？我想到了分手，也想到了失去所爱之人的失落，想起我一位好友正因丈夫的突然离世而伤痛。我想听听露易丝对这件事的看法。毕竟，她是新思想运动之母。

作为身心治愈的先驱，露易丝·海首次提出躯体疾病、思维模式及情感问题之间的联系。等会儿我将要求她分享她的智慧、阅历以及对这个最具挑战的时代的见解。即使我已经独自写了四本关于这个主题的书籍，但我仍然还需继续保持不断的学习。说实在话，有谁能够自诩自己了解有关失去的一切呢？

露易丝自己也已经写了很多书和沉思录，我非常期待她对这个话题的独特见解。在我按响露易丝公寓门铃没一会儿后，她打开门，给了我一个大大的拥抱，并邀请我进屋。在我正艳羡着周围的一切时，她带我参观了她的家。看着眼前的一切，我当即觉得，这个布满高雅的家具以及走遍世界偏远地区收集而来的大量纪念品的家与露易丝的身份气质非常搭。

正当我沉醉于窗外迷人的景色时，她转身问我："我们边吃午餐边谈好吗？街角就有一个不错的地方。"

几分钟后，我和露易丝·海手挽手走在圣地亚哥街头。你们绝对想不到我们会在吃饭的时候讨论最痛苦的话题之一。当我们找个位置坐下时，我发现服务员们因为露易丝的到来而神态昂扬。"你会喜欢上这里的食物的。"她跟我保证到。

点完餐后，我拿出我的录音器。"露易丝，"我说道，"我写了很多关于失去和伤痛的医学、心理以及情感书籍。写完每本书，我的心灵都倍受感动。有一天我在书店，突然想到了我们要写的这本书，意识到这将是一本罕见的深入探索分手、离婚、死亡以及其他失去的心灵方面的书籍。所以请你跟我说说你对这些心灵方面的真实看法吧。"

"思维创造经验，"她说道，"但这不意味着失去不会发生或者伤痛并不真实。"

"大卫，既然你说我们每次经历的伤痛都不同，那我们就探讨下这是为什么。"

我跟露易丝说了我一位朋友的事，她的丈夫因为脑出血突然死亡。但露易丝没有问我有关我朋友失去的问题，这让我很是惊讶。取而代之的是："跟我说说她是怎么想的吧。因为我们对失去的看法不同，所以我们每个人的感受都不同。因此，她的想法很关键。"

我本想问："我怎么知道她在想什么呢?"但很快我便捕捉到露易丝的意思了。我马上说:"哦,对了,她说的话、她的行为以及伤痛的方式都能反映出她的思想。"

露易丝握着我的手,微笑着看着我,说道:"对!跟我说说她都说了些什么。"

"好。我记得她说过:'我无法相信这是真的。''这是有史以来最糟糕的事了。''我不会再爱了。'"

"很好,"露易丝说道,"她跟我们说了很多了。让我们看看这句'我不会再爱了'。你知道我认为自我肯定、积极的自我对话是非常重要的。所以咱们想想处于伤痛中的她对自己都说了什么。'我不会再爱了'这样的暗示是会变成现实的。更重要的是,这对她或者她的失去一点儿帮助都没有。伤痛本身的痛苦是一方面,但我们的想法会加剧痛苦。因为感到痛苦,她会觉得自己不会再爱了。但是如果她愿意积极采用其他方法或者接受其他建议,那么她就能找到其他潜在的想法。比如:

我曾经历一场深刻的爱恋。
我深爱着我的丈夫,
这份爱将永恒。
我会一直记住我对他的爱,
我的心还是活的,我还拥有爱的能力。

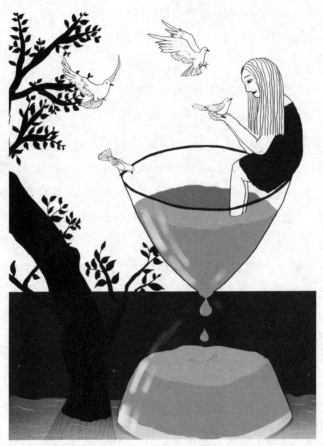

我时刻准备着迎接爱的到来。

在我还活着的时候我愿意体验一切爱。

我补充道："对于那些想要快点结束生命或者已经准备结束生命的人，他们可以对自己这样说：'我时刻准备着迎接爱的到来。在我还活着的时候我愿意体验一切爱。'"

露易丝向前倾了倾身子说道："我希望你意识到我们不仅仅在失去深爱之人时要这么说，在经历分手、离婚的时候也要这么说。所以我们要确保能觉察到所有情况。"

谈话中，我想到为何总有人采取消极的方式去面对，而有些人会尽力妥善结束一段恋情并且发现这其中积极的一面。就像戴伦（Darren）和杰西卡（Jessica）。戴伦仅仅把宗教视为为父母和家人而做的事，而不是自己做选择的事。但是后来他和杰西卡成为宗教科学派（religious science），并开始去当地的教堂。

"布道内容涵盖我们熟悉的日常话题，"戴伦说道，"比如买房、恋爱、结婚、理财等，但是我们会不带任何评判色彩地去谈论这些话题，彼此之间只有包容和接纳，一起领悟这其中的智慧。这种精神对话的内容是关于比我和杰西卡之间的爱还要博大的爱。这些年以来，我们经常读书、冥想、去书店。好笑的是，'因果报应成了我们的信仰'，跟我们父母的'金科玉律'非常像。"

在戴伦看来，这些年他的婚姻是美满的，但是22年后，他发现他们的恋情出现了危机。正如杰西卡后来跟我解释的："在我什么都还没做的时候，人生就已过去一半了。我首先意识到，我要出去走走，我想要经历更多无关性与风流韵事的事。只是在我还未了解生命有多长、有多少事要去做时，我就给出了一辈子的承诺。我爱戴伦，但是他只喜欢舒舒服服地待在家里什么都不做。这种慢节奏的生活适合戴伦但不适合我。"

"当我告诉他我想在目前的状态下结束我们的婚姻，我想出去走走时，他很愤怒。他认为我背叛了他。他独断地想当然，但这不是一个人的事。他指责我不再爱他了，但这并不是事实。我仍然爱他，但事实是我们浪漫的婚姻已经不复存在了。我知道如果我留下来，我们两个都不会幸福。离开虽然是件难过的事，但我必须走。"

实际上我们总是倾向于探索本应治愈的伤口。治愈过程可能没有那么顺利，但是爱会以任何可能的方式帮助我们。所以当戴伦感觉心碎的时候，他的妻子却没有恐惧或者伤心，相反，她有一种前所未有的探险的刺激感。收拾行李时，她温柔地拭去戴伦脸上的泪水，对他说："你觉得我就要离开你了，其实不是的。虽然我搬出去了，但我会一直与你同在的。你觉得我不爱你了，但其实我还爱着你，只是这样对我们是最好的。我觉得某种程度上，如果这对我的未来是件好事，那对你的未来也一定是好的。"

戴伦依然很伤心很生气。"你就承认吧，"他说道，"你已经不爱我了。"

杰西卡回答："有时候，离开是另一种爱你的方式。"

人们一般不愿多说分手的事。我时常想我们其实对诸如分手、离婚以及失业知之甚少。我们不知道如何完善它们，也很难理解即使每个失恋的人都重新开始了，但还是有人会再次失恋。

尊重爱

当露易丝和我正忘我地谈论伤痛处理时，食物上来了，她微笑着看着她的午餐，闻了闻，然后开始做祷告，让我觉得这比一般的饭前祷告更加真诚，更加用心。

"你是认真的，对吧？"当她祷告完我问道。

"是啊，"她告诉我说，"因为生活爱我，我也爱生活。所以我很感激。"

我承认，起初我觉得这有点儿过了，但随后我才意识到我对面坐的是什么人——一个一次又一次证明自我肯定很起作用的人。看到露易丝在现实中用这个工具，这让我很措手不及。她尽情享受着每口午餐，向我解释到，自我肯定并不是假装伤痛不存在。"即使你假装它不存在，它也不会就这么消失。你觉得呢？"

"如果你没有准备好去经历它，"我说道，"我相信它会保留到你准备好面对它、处理它的时候。不是现在就是以后。到底什么时候，你说了算，在决定好处理伤痛之前的这段时间里我们需要搁置我们的伤痛，或许由于它来得太快、太痛苦；或许因为我们抚养孩子很忙，又或者工作很忙。无论你的处境如何，当伤痛被搁置太久时，它会变得又老、又没人管、又让人易怒，然后开始以消极的方式影响你的生活。但是你可以选择不过这样的生活。"

露易丝点头道："你有权选择一个新的、更加积极的生活方式。改变对伤痛和失去的思维，并不意味着你不会感受到痛苦，也不意味着你不会经历伤痛。这只意味着你不会陷入任何单一的感觉中。那时，当人们回忆失去时，他们会为能够完整地感受自己的情感而感到高兴。为给自己时间让自己在分手后痛快地难过而感到欣慰。或者当他们为所爱之人的去世而感到伤痛时，他们会为之后自己选择尊重这种伤痛而感到高兴。然而，我却经常听到人们在经历一段时间的伤痛之后说：'我没必要让自己难过这么长时间。'"

之后我们谈到一个 29 岁的女性，她叫卡洛琳（Caroline），她刚分手。她说她不后悔每段感情，但是她很后悔用五年时间去结束一段三年的感情。

"我曾听一位女士跟我分享到，"我说，"在她丈夫因车祸去世十多年后，她才意识到要用余生去思念、爱着他。但是在此之前她却宁愿选择记住他们之间的爱。当我们快结束时，她告诉我：'尊重爱——这将是我从这里出去后开始要做的事。而不是尊重痛苦。'"

"那正是我们想要传达的东西。我们要尊重的是爱，而不是痛苦。"露易丝直视我的眼睛继续说道，"在这本书里，我们将教给大家这种意愿。也就是将自我肯定应用到伤痛和失去上。

它将为悲痛带来希望。我们希望人们意识到，他们可以跨越伤痛达到平和，同时我们也会教他们如何做到这一点。他们能治愈自己的失去以及自己的心。他们可以不必在痛苦中度过余生，但是这不是一朝一夕之事。"

"没错，"我回答道，"治愈失去不像感冒，一周之后就能好得差不多。治愈失去需要时间，但是我们可以帮助人们意识到他们正期待着平和。在达到平和之前，经历伤痛是必须的，因为那是在你将自己变得更强之前，你的感情的真实表达。

我经常想到库伯勒－罗斯提出的伤痛五阶段：否认（*denial*）、生气（*anger*）、挣扎（*bargaining*）、抑郁（*depression*）和接受（*acceptance*）。治愈心灵是最终接受生活、找到自己的生活之道。我不是建议你经历失去后还觉得高兴或者对自己说没事，而是希望你务必意识到爱人已经离开的事实，哪怕你只是想他/她能再回到你身边。

我跟露易丝讲了下面的故事：

克里斯蒂娜（Christina）是一位年轻女士，她被诊断患有早发性卵巢癌。几乎所有她的朋友都闭口不谈她即将去世的事实。这是一件积极的事。然而，有时候年轻人发现他们比他们父母更容易接受死亡。克里斯蒂娜的母亲黛布拉（Debra）就无法接受女儿即将命不久矣的事实。克里斯蒂娜拥有一个勇敢而有趣的灵魂，她很清楚有些事她能改变，而有些事她却无能为力。她知道她就要死了，也接受这个事实，正是因为这样，她到达了一种平和的状态。

在她生病期间她和母亲经常争吵。黛布拉每次都会说："你还这么年轻，不该这么早就死。"

"好吧，那你要怎么解释我就要死的事实。"克里斯蒂娜是这么回答的。

"你的人生还不完整，你不能这么年轻就死了。"

"妈，完整的人生就两个条件：生和死。我的人生很快就会完整的，因为我活过，也死过。事实就是这样，我们必须从中找到平和点。"

如果说有什么事情让她放心不下的话，那就是她母亲。克里斯蒂娜死后，我每隔几个月会去看看黛布拉，我一直在想克里斯蒂娜是多么希望帮助母亲找到平和，而她最后还是没有成功。但是多年以后，我偶然遇到黛布拉，我立即感受到她不一样了，但我说不出是哪里不一样了。我问她发生什么改变了，她告诉我："我承认一直以来我希望克里斯蒂娜活过来多于我想要平和。最终，我意识到我和克里斯蒂娜都需要平和。我终于理解希望挚爱的人安息意味着什么。"

"直到今天，"我告诉露易丝，"克里斯蒂娜和黛布拉的事还一直提醒着我想要平和是多么重要。"

露易丝表示赞成。"我们忘记感受以及理解生活中那些话语。如，在平和中得到安宁。我们都听过，但很少能做到。最终，黛布拉想要她的女儿也能找到那样的平和，也能理解到爱是永恒，并且永不消逝。同样的，克里斯蒂娜也会想要她母亲每晚都能在平和中得到休息，并且承认死亡无法切断她们之间的连接。现在，黛布拉坚信她们终有一天会再相见的。"

无论伤痛源自何种失去，保持想要找到平和以及治愈心灵的心态是非常重要的。要么一直痛不欲生，要么努力实现平和，在两者间做出正确选择是很难能可贵的。实际上，这本书涵盖了很多你之前可能没有意识到的选择，包括改变你的思想以及应用自我肯定改变不健康的思维模式。

谨记，治愈失去带来的伤痛是完全有可能的。很多人已经证明了这一点。但是你一定要记住每个伤痛都不尽相同，它跟指纹一样独一无二。只有意识到失去和伤痛，你才能完全治愈你的心灵。人们常常会因身边朋友不理解自己而生气。但是能真正领会你失去的只有你自己，他们不能，也永远不会领会到，因为只有你自己，才能治愈你的失去。

不同类型的失去

大多数人对失去有很多类型感到很惊讶。"失去就是失去。"他们这样说，当然在某种程度上是对的，但是正因为具体的失去有千万种，所以更有必要去找出它们的原型。

本书剩余部分，我们会集中探讨复杂的失去（complicated loss）、事态未明的失去（loss in limbo）以及被剥夺的伤痛（disfranchised grief）。伤痛是对失去的反应，认识到这点很重要。虽然我们并不想弄懂这些错综复杂的失去，但是弄清楚你的失去是哪一类有时候能帮助你找到彼时"最好的自己"。

复杂的失去

简单地说，复杂的失去就是由很多因素共同作用导致的失去。我们中多数人都知道当一段恋情自然结束时我们会经历失去。但当两个人协议分居离婚时，这还不算复杂的失去。当一位长寿长辈度过完满的人生后自然地去世时，这也不算复杂的失去。但是，人生在世，这样的失去有多少回呢？有多少种失去是当事人彼此都认可后发生的？又有多少种失去是圆满结束的？

每个人的生活都是复杂的，失去当然也是复杂的。当你并不期待生活中遭遇失去但它却发生时，失去就是复杂的。换句话说，这种失去是一种意外。你可能会给它命名，它很可能就是一个复杂的失去，但是无论多么复杂，都是有治愈的可能的。接下来，让我们看看如何改变我们的思维的例子。

在一段恋情中，当一个人想分手而另一个却不想，你可以这样想：

虽然我现在不能理解这次分手的原因，
但是我会接受这个现实，这样我才能开始治愈。

这样的思维同样可以应用在离婚上：

我认为我们没必要离婚，

但是我丈夫想离婚（或者，我妻子已经提出离婚申请）。

虽然我不同意离婚，但是我相信我们都选择了自己的命运，

而我的另一半选择了他的命运。

每个人都有权利选择是继续维持婚姻还是离婚。

当一个年轻的生命结束时，你可以这样对自己说：

我没想到他就这么离开了。

我相信他的人生还有很多要去经历，

但是我要提醒自己我无法什么都预料到、什么都知道。

虽然我可能会感到生气和困惑，

但是我并不知道人生的旅程应该是什么样。

记住虽然失去是复杂的，但并不是所有失去都需要治疗。

事态未明的失去

下面是一些事态未明的失去：

经历第三次分手的情侣可能会说："分手会让我们痛不欲生。我们希望我们可以一直幸福地走下去。"

下面是一些对你们有帮助的自我肯定：

这次分手能揭示一些有用的信息。

这段感情会在适当的时间发展或者结束。

长期与病魔抗争的人或许会说："等待检查结果的日子真难熬。"抑或："要么就让我完全好起来，要么就让我一死百了。"

积极的肯定应该是这样的：

我的健康不应该只由一纸检查结果来判定。

并不知道自己即将失去什么，其伤痛程度与失去本身并无差异。生活有时候会逼你经历这种事态不明的状况。你可能要等上好几个小时才能听到所爱之人的手术进行得很顺利，或者要好几天才等到所爱之人从昏迷中醒来。如果孩子失踪，你可能会痛不欲生几小时、几天、几个星期甚至更久。在任务中阵亡的士兵的家属往往后半生都生活在黑暗之中。很多年以后，除非他们认识到这个事实，他们可能永远也等不到亲人的消息，因此，这种事态未明的状态本身也是一种失去。

但是我们没必要那样。在暴风雨中，你可以找到一个港口。在经历地狱般的失去时，你也可以用最坏的结果去吓唬自己。你并不知道如果这些失去真的发生你将怎样活下去。在这些情境下，你可能变得麻木，而且这对其他人或者你自己一点用处都没有。针对这种情况，应该用治愈式的肯定：

即使我不知道我所爱之人的下落，
但是我相信上帝会好好地照顾着他或她。

比如分手后，你可能会想，我一定要让他再回到我身边，我还没有准备好结束这一切。好吧，再仔细想想！你还应该对自己说什么：

我或许不知道结果会如何，但我知道生活是爱我的，
而且，不论有没有他，我都会过得很好。

如果你很难与某人分手，不妨试试对自己说：

如果她命中注定的那个人不是我，而是别人！
那么我会退出，这样他们才能在一起。

被剥夺的伤痛

被剥夺的伤痛是指人们失去那些未被社会认可的关系的伤痛。经历被剥夺的伤痛的人，往往不会表达出自己的伤痛，因此也不会得到内在或者外在的支持。比如：

• 不被社会支持或者认可的恋情，如同性恋或者同性结婚。

试着这样想：

不管别人如何看待我们的爱情，
我都尊重我的爱情以及我的失去。

• 曾经拥有的恋情：比如，已故之人是你的前妻或者前夫。

试着这样想：

虽然我所爱之人是我的前任，但我的爱不仅存在于过去，也存在于现在。

我将为我对他或她的爱感到非常悲伤。

• 隐藏起来的或者不容易看得到的失去。隐藏起来的失去包括堕胎或者流产。

试着这样想：

我看得到我的孩子的失去，并且我尊重这个失去。

• 他的死亡让人觉得有些不光彩。有的可能是当事人自己的决定，有的可能与不光彩有关。比如，自杀、艾滋病、酗酒或者吸毒过量。

试着这样想：

对于自杀：我所爱之人处于痛苦之中，而且看不到任何出路。

现在他完整了，平和了。

对于艾滋病：忽略她的疾病，我所爱之人既美丽又可敬。

对于酗酒或者吸毒过量的：我所爱之人已经尽他最大的努力了。我记得上瘾之前的他，而且现在他不再上瘾了。

• 有时候因为害怕被嘲笑，会不去分享宠物的失去。

试着这样想：

我对我的宠物的爱是真实的。我会只与那些理解我的失去的人分享我的伤痛。

记住，当遇到被剥夺的悲伤的时候，虽然你不能改变其他人的想法，但是你是可以改变自己的想法的。

我尊重我的失去。

如你所见，不同的失去有不同的叫法。虽然每个人的伤痛都独一无二，但是经历失去的痛苦却是普遍存在的。重要的是在此之后要注意到：如果失去带来的痛苦是普遍存在的，那它们的疗愈之道也有规律可循。虽然你常常无法控制分手、离婚或者死亡的发生，但是你完全能控制接下来怎么看待它们。你可以让自己充分感受伤痛并且期待治愈自己，否则你必然会很痛苦。积极的自我肯定是一件宝贵的工具，它可以引导你的思想走向治愈、远离痛苦。

下面我们进一步研究关于分手的失去，学习如何将我们的思想集中在治愈上，同时学习打破消极思维的方法，只有这样，我们才能在以后更加爱自己。

第二章

在爱情中摔倒和成长

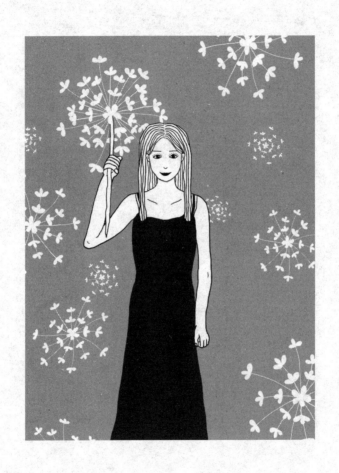

分手后，人们的所想所闻对他们都有一定的影响和暗示作用。人们知道童话里的故事都是骗人的，当我们听到"从此以后，他们过着幸福快乐的生活"时，我们都知道其实并没有什么真正的幸福生活。倒是有可能过一个"真实的生活""充满希望的生活"或"对我们来说很适合的生活"。

如果分手后，你还可以洒脱地面对对方，并且说道："谢谢，过去这段时光很美好。"或者这样说："谢谢，分手让我学到了很多。"也可以这样说："这场恋爱我谈得很疯狂！以后我得注意。"然后再继续各自的生活。如果你能做到这种程度，这本身就很伟大！

然而，大多数时候你都是伤痛得难以自拔，感觉自己整天都很压抑。你有想到或者意识到还有别的选择存在吗？虽然感到伤痛，难道就必须是一副愁云惨淡的样子吗？难道不能用感受爱的余辉来取而代之吗？难道不能让自己沉浸在对这段感情的感激之中吗？难道不能停下来想一想：

哇，这段恋情让我的生命变得多姿多彩。

这难道不是我人生中神奇的一章吗？

你难道不好奇接下来会发生什么吗？你真的要整天压抑，最终整垮自己吗？

和大多数人一样，你可能认为爱情只有高山而没有山谷、只有甜没有苦。难道你单身的日子就一文不值吗？我们希望你在分手后，允许自己感受伤痛，同时也要知道持续的消极想法只会增加你的痛苦。

尝试和人们交谈，尤其是和年长者。听听他们恋爱时的生活多么精彩，他们分手后的生活又是多么缤纷的。无论你的意识处于何种层次，表达、冥想、祈祷以及积极的自我肯定都有巨大的疗愈作用。静默也不例外。其中有一些人甚至会告诉我们，他们感情结束的那段时间是他们生命中一段难忘的日子，一段让他们改变和成长的日子。

本章中，我们将分享很多在经历分手后成长起来的充满疗愈力量的故事和见解。如果可以，我们希望你尝试用不同的眼光去看待分手，甚至用积极的态度去面对它。你之所以会饱受折磨，有一部分是因为恐惧，而在分手的失去中让你感觉恐惧的是害怕自己被抛弃。比如，你可能会想：他应该和我在一起。你为什么如此确信？也许那并不是真的呢，其实你可以换个方式看待这件事：或许在你 23—25 岁的青春年华里，你和某个人谈了一场浪漫的恋爱，而在你 30—51 岁的这段岁月里，陪伴你的却是另一个人。虽然人们走进你的生命，又从你的生命中离开，但是爱会一直在，爱不会因谁走进你的生命而出现，也不会因谁离开你的生命而离开。

同样的，这会让你感觉我们好像在要求你改变你的想法，实际上，确实是这样。你的想法是局限的，那就是你认为对失去只能有一种想法——消极的想法。然而，当你想拓展你的思维的时候，你会发现在你的生活中有很多选择以及感知（perceive）事件的方式。

爱情让我们有更多的机会去认识自己、明白自己害怕什么、知晓我们的力量源自哪里以及真爱的意义是什么。爱情能让我们学习到更多东西，这似乎不太合乎我们一贯的直觉，因为我们知道那些无果的恋情是让人沮丧的、极具挑战的甚至让人心碎的经历。爱情的作用远非如此，只有它能让我们在最好的时机找到真爱和真正的疗愈。

当你为分手而感到伤痛时，你会错误地感知到自己是不完整的。当你认为完整的生命必须有别人参与时，你会觉得自己不够完整、无法找到自己的爱情、独自一人的时候无法幸福起来。我们不会教你怎么寻找对的人，但我们会教你如何更加值得被爱。这并不是说要不断要求你现在的另一半更爱你一点，而是让你成为更加值得被他们爱的人。如果你已经是一个值得被爱的人，而他们还是要离你而去，那么他们就不是你要找的那个人。

为了找到真爱，你得扪心自问，自己付出的爱是否与你希望得到的爱一样多？或者，你是不是期望别人爱你要多过你爱他们或你爱自己？有句老话说得对："如果你的船不漂浮，没有人会想和你一起在海上航行。"

迥然不同的爱情观

在检视分手的伤痛之前，我们必须先了解人们在恋爱时是怎么想的。

恋爱时你是怎么想的，分手后你也会这么想。比如：如果你在恋爱时感觉对方不怎么爱你，那么分手后，你的伤痛也会反映出你觉得对方不怎么爱你；如果你在恋爱时总是生气愤怒，那么分手后，你的伤痛也会伴随着愤怒。实际上，我们不仅想教给你用一种更加拓展的思维方式去看待分手后的伤痛，我们还希望你明白拓展的思维是如何在爱情里起作用的。

乔安娜（Joanna）和格蕾丝（Grace）是一对双胞胎，她们出生相差几分钟，然而乔安娜在除夕午夜结束前两分钟出生，格蕾丝在除夕夜结束后几分钟出生。虽然姐妹俩一个比另一个仅仅早出生几分钟，但是她们的生日却不同。而且她们处理感情的方式也不同。

格蕾丝曾与一位电脑专家约会，他开发了可以观察处方药之间如何相互影响的软件。因为他的发明拯救了很多生命，所以人们认为他是英雄。格蕾丝很享受和他在一起的时光，也很满意他们的关系，所以当男方跟格蕾丝说他爱上了其他人的时候，格蕾丝很心痛。但她有她独特的看待事物的方式，她告诉自己："我猜他不是我命中注定的那个人。所以，这段感情对我来说不是对的那段。""这段感情注定只能维持一年。"她说道。

她的双胞胎姐姐问她："你觉得他不是你要找的那个人吗?"

格蕾丝回答道："嗯，如果他就是我要找的那个人，那我们应该还在一起。既然我们分手了，那就意味着这段感情应该只能维持一年，而不是一辈子。"

乔安娜难过地看着妹妹，但是她的难过不仅仅是因为妹妹失恋的关系，更多的是源自她自己的经历。她在爱情中只有两种状态：要么她正处于恋爱中，要么她正处于后悔这段感情中。她现在的恋爱对象是菲尔（Phil），菲尔是一位英俊帅气的现场转播员。他们在很多方面都很合拍，但是她一直后悔与前任马克斯（Max）分手。"如果我没有犯那些错，"她常想，"我和马克斯现在是不是还在一起?"当乔安娜想到她现在的感情，她又非常担心会对菲尔犯同样的错。

格蕾丝说："你要忘记你上一段甚至上上一段感情，因为你已经学到该学的教训了。好好经营现在这段感情，好好和菲尔在一起。"

但是对乔安娜来说，说远比做容易。"可是，如果我太过安静或者太过积极，他会不会……"她说。

"如果，如果……如果咱们外婆长了车轱辘会怎么样?"格蕾丝反驳道，"难道我们会变成汽车吗?"

虽然这对双胞胎对待爱情、分手以及重新开始新恋情的方式明显不同，但是她们也要经历各自的痛苦和成长，因为即使是双胞胎，她们也不会过相同的人生。为了成长，我们每个人都有各自的"学习路线"（flight plan）。我们常常试着修理或者检视我们的内在进程，试着让自己不再经历分手的痛苦，但是这都是生命给予我们的礼物，生命巧妙地在某个时候给我们安排必要的人生功课。

那并不意味着我们不再犯错。我们不想将自己置身于生命的游戏之外，所以我们需要不断内省（self－examination）。内省最终也会变成自我放纵，我们必须为了前进而改变。我们无法控制其他人，也无法改变我们的过去，但是我们完全可以掌控我们的自我对话（inner dialogue）。当乔安娜意识到她的消极想法影响了她的爱情时，这时，她才会意识到她的想法可以创造出另一种不同的状况。

或许对于这样的想法——"我知道我还会犯同样的错误了"，我们不要去改变它，但是我们可以把它作为疗愈的指引。我们可以用下面的"指导语"来暗示自己：

我从我过去所犯的错误中获得了疗愈。

那么乔安娜就能在新感情中避免犯错误。人们有时候会想：太棒了，我好了，现在开始一切都会很完美了。事实上，生命

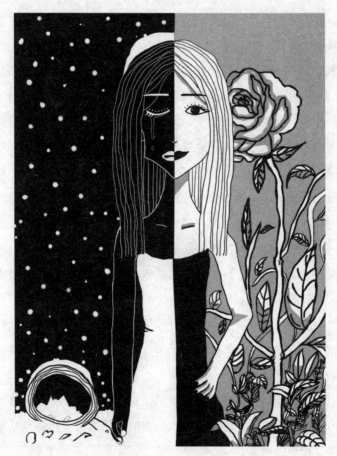

我从我过去所犯的错误中获得了疗愈。

总是会朝着疗愈前进，所以乔安娜也会如此，她的人生不一定从此一帆风顺。但是修整一段时间后，她将继续开始下一段疗愈。

在你疗愈自己的过去时，生活不会跟你说："我来让她在接下来的半年里一帆风顺。"而是会说："为了让乔安娜最终走向幸福，她下一段要经历的、需要疗愈的是……"其实有很多精神层面的疗法都会有类似的说法：除了爱之外的一切都会被带出来疗愈。乔安娜的故事里，她总是在想别人的条件是不是符合她的要求，而却没有想过这些条件她是否具有。她开始对菲尔进行检视，并问自己："他会是陪伴我后半生的那个人吗？他会成为一个好爸爸吗？我们的性生活会和谐吗？我的朋友会喜欢他吗？我的家人会支持我们吗？"

你可能会觉得问这些问题是合理的，没错，问题确实合理，但是不应该一天问 100 次。很多人没有意识到他们每天有70000 个想法，更让人震惊的是这些想法大多都是重复的。乔安娜对生命或者爱情的检视太过频繁，这种吹毛求疵的生命和爱情是不现实的。如果你一直忙于进行各种分析，你就无法对生命和爱情坦诚开放。

我们再回到乔安娜的故事中，让我们继续来分析乔安娜恋爱时的想法，这些想法会影响她现在的感情的质量和关系结束时可能出现的伤痛。

下面是她问的第一个问题："他会是陪伴我后半生的那个人吗？"

　　这个问题的答案是：他现在是陪伴乔安娜的那个人。问一些未来可能会发生也可能不会发生的问题是没有意义的，因为未来的幸福根本不存在。实际上，他现在和你在一起就意味着他现在是你要找的那个人。

　　你能开始意识到这种思维可以帮助你活在当下、活在现实吗？"他现在是你要找的那个人"是真的；"他是将来陪伴我后半生的那个人"或许是真的，或许不是真的，因为你并不知道你后半生是否会与这个人在一起。一段恋情结束，你会感到伤痛，但是如果你认为你的前任就是"陪你走完后半生的那个人"，那会更糟，因为这意味着你失去了"永远的"伴侣。你需要记住这个自我肯定：

　　他现在是我要找的那个人。

　　下面我们分析乔安娜的第二个问题："他会成为一个好爸爸吗？"

　　如果我们的想法集中在别人身上而不是我们自己的身上，那么我们永远不会找到幸福。对乔安娜来说，问题不应该是：菲尔是否会成为一个好爸爸。而应该是：她是否会成为一个好妈妈。让我们立足现在，我们真的能知道谁会成为好父母吗？我们都曾认为我们的某个兄弟姐妹或者朋友以后会成为称职的好父母，但是后来的事实证明，他们或多或少离称职的父母还有一段距离。同时，我们惊讶于那些被我们认为会成为不称职

的父母的人，他们却成为了非常称职的父母。最后，如果真有
那么一天，乔安娜能做的只是努力让自己成为一位称职的母亲。
对她来说更加积极的自我肯定可以是：

我会尽我最大的努力，去成为一位我能成为的最好的妈妈。

乔安娜的第三个问题是："我们的性生活会和谐吗？"

基本上，"性"只存在于一个地方：你的脑。你的未来会如
何发展，那与现在无关。性经验中你投入多少才是你需要关心
的问题。乔安娜今晚可以把她所有的紧张、激情、创造力、兴
奋和冒险的感觉带进她的卧室。积极的自我肯定可以是：

今晚，我会完全投入到我的性生活中。

"我的朋友会喜欢他吗？"是乔安娜的下一个问题。

你的朋友的反应是想法的投射。如果你带着怀疑去问他们，
那他们也会怀疑；另一方面，如果你表达的是幸福的想法，你
的朋友也会喜欢你的恋人的，因为他们看到你很幸福。这里的
积极的自我肯定是：

我的朋友会很乐意见到：我因为他的出现而变得很幸福。

最后，乔安娜想知道："我的家人会支持我们吗？"

也许会，也许不会。多数情况，你的家人会照顾你的感受。如果他们不支持，你要记住这是你的生活、你的爱情。真正需要支持这段恋情的只有一个人，那就是你。积极的自我肯定是：

　　我看好这段恋情。

我们所有的想法都是有价值的，因为你不可能在恋爱时用一种思维方式，而在分手后面对伤痛时，想法却又完全不一样。如果在恋爱的时候，你的想法是消极而扭曲的，那么你的伤痛也会是消极而扭曲的。把它们看作一个连续的整体是很重要的，因为如果你认为这段恋情肯定走不远，那么你这种渗透在整段恋情中的消极想法也会延伸到分手的伤痛中。而且，当一段新的爱情来临时，你的思维不会立马改变，于是你将成为你的思维模式的受害者。

伤痛是一扇窗，它能让你有机会检视你对前一段恋情的想法。如果你能合理地处理分手的伤痛，那么你在以后的恋爱中也会一样顺利。如果你目前的这段恋情并不顺利，那你也还有一个机会去改变你的想法——如何面对分手的伤痛以及如何处理下一段爱情。

认识你自己

瓦内萨（Vanessa）一想到她"梦幻般"的爱情就止不住地

想笑。如今，瓦内萨幸福地嫁给了现在的丈夫，一个并不是她
理想中的男人，但是可以带着爱与幽默来回忆这段轰轰烈烈的
爱情，而不再感到心痛。

27 岁那年，命运般地，她在一场聚会里认识了罗恩
（Ron），他是一名小儿科医生。她一直深信有一天她会一眼认
出那个特别的人，而那个人也能一眼就认出特别的她。她觉得
罗恩就是她要嫁的人。

恋爱 11 个月后，瓦内萨觉得自己已经准备好做一名医生的
妻子了，而那时罗恩也邀请她搬来和他一起住。"我注定是要嫁
给一名医生的，"她总是这么对自己说，"我会在医院做慈善。
这样，当他抱怨工作上的事时，我能理解他；当别人说他财源
广进时，我会提醒他们这是他辛苦赚的。"

通常，瓦内萨会在她家附近的咖啡馆逛一会儿，再去和其
他医生家属喝喝茶。本来这一切都挺好，但是总有不如意的事
发生，因为罗恩有点自大和以自我为中心。有一次，她提议重
新布置一下卧室，因为卧室看起来就像一个单身汉的房间，里
面有一个湿漉漉的水垫床，还充满了酒味。他闻了闻，然后说
他的房间这样挺好啊，这个水垫床他已经用了十几年了，他喜
欢它的一切，只是不得不把水抽干再重新灌进干净的水的时候
很麻烦。他跟瓦内萨说过换水后的第一晚是最冷的。所以她没
有再提过要重新布置房间，但是她一直想找到机会来处理这
件事。

第一次纪念日，他们选择去毛伊岛（Maui）旅游，那是罗

恩最喜欢的地方。瓦内萨问罗恩，他以前是否带过别的女人来过毛伊岛。他说："是啊。这里一直是我最喜欢的地方，我和我前女友来过这里，我单身的时候也来过这里。我曾在这里认识了我的前女友。"

他的坦诚只会让瓦内萨觉得更加没有安全感，所以让我们看看她那时候的想法。她的想法是：我对他来说难道只是众多女人中的一个吗？如果我没有跟他一起来毛伊岛，他是不是会找其他人陪他一起来？他还会娶我吗？

于是，她最后的疑问就是：我真的重要吗？他真的爱我吗？但是那都不是问题的重点，因为问题的重点不是哪个具体的想法，而是所有不安的想法就要演变成消极的自我肯定：我被彻底忽略了，我一无是处，我可以被完全取代了。

如果你和瓦内萨一样只看到这些消极的方面，那么生活会变得更糟，但是如果你能看到积极的一面，那么生活会变得越来越好。虽然罗恩可能有些傲慢但是他又会从瓦内萨的身上感受到什么呢？如果她都觉得自己不讨人喜欢、一无是处、被忽略，那他爱的是什么呢？或者问得更加直白尖锐点：他爱的是怎样一个人？如果瓦内萨都不被自己爱，那瓦内萨如何值得被他爱呢？

我们很希望可以告诉你罗恩和瓦内萨在毛伊岛过得很愉快，但事实是，从那之后，瓦内萨变得很没有安全感，罗恩变得更加冷漠。当他们旅行结束后，罗恩希望生活能重新回到正轨，但是瓦内萨的不安全感一直折磨着她。"我打赌肯定有其他女人住过这个房子。"她不断对自己说道。这样的想法总是在她的脑海里重现，最后到了她必须要罗恩给她一个答案的地步。已经问过很多次了，所以这次她简短地问他："以前你有和其他女人住在这里吗？"

再一次，罗恩坦诚地回答："有，但是这又怎样呢？现在住在这里的是你啊。""我只是想知道而已。"她说。过了几天，她又问道："是她们提出的分手，还是你提出的分手？"她已经把她的注意力从恋爱过程转移到恋爱结束了。她这样不是活在当下，而是已经陷入伤痛中了。

罗恩意识到不断向她保证已经无济于事了。他能感受到她无尽的空虚感和匮乏感。最终，她一直念叨的那些消极的话实现了："瓦内萨，我想你应该搬出去。"终于，她的消极的自我肯定创造了她最害怕的事。

她恳求他别让她搬出去，但是他已经下定决心了。她非常生气地搬了出去。她觉得自己一直都是对的：对他来说，她就是众多女人中的一个、另一个女朋友，其他什么都不是。

几天过后，瓦内萨发现自己深陷黑暗之中。所有她在恋爱期间产生的想法和不安全感形成了她现在的伤痛。当她愤怒地把自己的东西从他家搬出来，再搬到她的老朋友伊冯（Yvonne）家时，她的消极想法还在继续作怪。

又过了几天，伊冯对她说："听听你都说了什么……我能理解他为什么不想和你在一起了，你自己都不想和自己在一起！你找不到自己的价值。你怎么看待你自己，他就怎么看待你。

你是怎样一个人，你真的知道吗？"

　　瓦内萨仍然深陷消极的自我肯定中，她发誓她会让罗恩想起她的，她也知道自己接下来要做什么。她还有罗恩家的钥匙，也知道每周三是罗恩上班最忙的一天。那天，当罗恩去诊所给人看病的时候，瓦内萨去了他家。

　　她记得他曾抱怨水垫床换水后的第一晚是最冷的，于是她开始抽水。几小时后，她坐在床边，看着抽完水的床，想象着晚上他会感到非常孤独和寒冷，然后他又会回到她的身边。抽干水后，她又开始重新灌水。最后，她整理好水床就离开了，仿佛什么都未发生。

　　第二天早晨，她知道罗恩昨晚肯定非常想念她，她守在电话旁等罗恩打来电话。直到下午 4 点，她还没有接到他的电话，这让她非常吃惊，于是她决定打他办公室的电话。他接听了电话，她问他最近怎么样。

　　"还好。"他回答道，声音听起来有些不耐烦。

　　她很沮丧，又问道："你睡得怎么样啊？"

　　"还好。"

　　她挂断了电话，回想着为了让他感到不舒服和孤独，她所做的努力白费了。她本来想让罗恩也感受一下失去的痛苦，可是结果并不如她所愿。伊冯回家后，瓦内萨告诉她整件事情。

　　"瓦内萨，"她朋友说道，"你看看你的消极想法把你变成什么样了。你设计给他的水床换水，来让他觉得他想你了。但是关键是，那时你在哪儿？你让他想念你什么？你的笑声、笑容还有你那独特的风格都跑去哪里了？你爱的棋盘游戏呢？你温暖的性格呢？都去哪儿了？你让自己完全消失不见，反过来还控诉他看不到你的好，控诉他只把你看作可有可无的恋人。好啊，现在你就是一个疯女人了，为了让男朋友想念自己，跑去放了他水床里的水。没人会想念你，除非你先找回那个特别的自己。"

伊冯的话打动了瓦内萨，她第一次意识到自己的消极的自我肯定。她知道自己的行为很荒唐，但是事情还没有那么糟糕，她还没有变得更加不可理喻。现在她要做的是释放自己的伤痛，去感受它，然后独自处理它。最后，她终于明白只有先关注自己、认识自己，别人才能看到她的存在。

后来的几年里，瓦内萨一直在思考自己是谁，而不再是她要嫁给一名医生或者其他某个人。她去做慈善只是因为她想去做；她到处旅行去找自己最喜欢的地方，而不再是围着哪个男人转。她也开始将她的生命看作需要灌输营养的种子，而不再是一根围着别人生长的藤蔓。她意识到，以前的她在恋爱时总是将全部精力投放在恋人身上，因此无暇顾及真正需要被关怀的人——她自己。

这几年里，她完全为自己而活，后来她认识了汉克（Hank），他是一个非常优秀的男人，他爱现在的瓦内萨，爱她的一切。现在水垫床事件对瓦内萨来说仅仅是一个故事而已，一个她与别人聚会时会分享的故事。她一般在故事结尾时都会说道："如果你用消极的想法思考，那跟浪费时间去把别人家的水垫床的水抽干没两样；如果你用积极的想法思考，那你将会收获幸福的果实，而且你也会睡得更安稳。"

俗话说得好："我实在太空虚了，所以才会心里都是你。"我们每个人需要去关怀的只有我们自己；我们能控制的也只能是我们自己；而我们能做的，就是探索自己的内心世界。

最后，瓦内萨意识到她的所作所为，不是让罗恩体会她所感受到的痛苦，而是让自己感觉被抛弃。或许更重要的是，她明白了她是怎么一步步抛弃她自己的。她终于明白，如果她允许自己去伤痛，那她就能检视出被抛弃感，然后用理解、包容以及爱去疗愈它。那正是伤痛的真正意义所在。

当你用不同的方式看待爱情时，你会发现它们有它们自己的规律。虽然有的爱情会维持一生，有的会维持十几年，有的只维持几年，还有的只维持几个月，但是每一段感情都不分好坏。无论你和某个人的爱情维持了多久，分手后都应该允许自己去伤痛，因为分手后的伤痛让你有机会了解到自己健康和不健康的原型（archetypes）。

当有些人看到自己在分手后，反复用消极的自我肯定暗示自己时，他们感到非常惊讶，但是这些时刻往往很有意义，它让我们能更加接近真正的爱和疗愈。我们明白，或许是第一次明白，我们现在如何处理分手后的伤痛，就意味着我们之前是如何对待那段恋情的。最后，我们要尽快找出那些消极的自我肯定，把它们转化为积极的自我肯定，从而重新创造我们的未来。

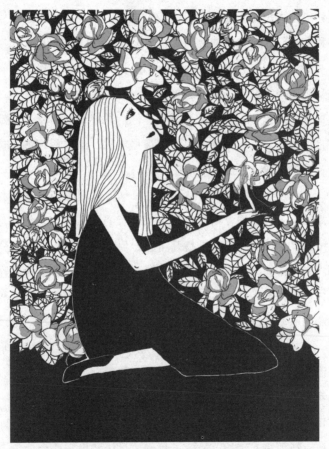

我们每个人需要去关怀的只有我们自己。

拨开云雾见月明

我们中大多数人认为这段恋情走不远，或者说这场恋爱就是在浪费时间，认为我们永远找不回那些逝去的岁月。但实际上，每段感情都是我们曾经用心经营过的，不管它维持了一周、一个月还是十几年。

玛丽萨（Marissa）30 岁的时候，还是单身。她之前的两段恋情让她有种深深的被抛弃感，于是她决定主动采取措施以获得掌控感。她在一个线上相亲网站上注册了会员，而且每天都会登录并看看有没有人对她有好感、给她发送好感邮件。

只要有男士邀请她，她就去见他们，所以她不断地和陌生男士吃午餐、吃晚餐、喝咖啡，还有喝酒。有一次公司派她去附近一个州参加会议，坐飞机返程时，她发现坐在旁边的男士对她很有意思。

他礼貌地介绍自己："我叫威尔（Will）。"

"我叫玛丽萨。"

之后，他们聊得很开心。玛丽萨喜欢他充满活力的感觉，当乘务员通知乘客，飞机即将起飞乘客需要系好安全带的时候，玛丽萨快速冲到洗手间，她看着镜子里的自己，准备化个妆。但很快意识到，他已经见过我没有化妆的样子了，而且好像还挺喜欢我的。

当她再回到座位上的时候，威尔说道："嗯，如果你愿意与我共进晚餐，我将荣幸之至，我希望你也会开心。"

她微笑着说道："我怎么能拒绝这等幸事呢。"

"明天晚上怎么样？"

她很喜欢威尔这种很快就做好计划的风格，他甚至已经确定好时间和餐馆。

他们共进晚餐时，如老朋友般畅谈。"作为我们的第二次约会，"威尔问道，"明天晚上能约你共进晚餐吗？"

她同意了。第二次约会分别时，威尔说："我真的很想再见到你。你什么时候有空呢？"

玛丽萨说："连续约会三晚好像有点过啊，但是我们的约会也不用按常规来。所以我们想怎么来就怎么来吧。"

恋爱谈得很顺利，工作也很顺利，当然，性生活也很顺利。玛丽萨有一种感觉，觉得他就是她一直等待的"那个人"。周四晚上，她问："你这个周末怎么安排呢？"

"我在一家非盈利机构做咨询，"威尔说道，"这周末我要主持一个董事研习会，但是我会在周末晚上回来的。"

"你要去哪？"玛丽萨问道，"我可否跟你一起去，在你工作的时候，我可以去逛逛，做一些 SPA。"

"这有点困难，"威尔告诉她，"晚上，我会有很多聚餐，挤不出时间去陪你。"

玛丽萨觉得很难过，但是她没有表现出来。她想说他们至少可以一起睡，但是她知道那样会太不识大体了。

"我周一早上再给你打电话，那时候我们再计划干什么。"

他说。

　　玛丽萨满脑子都是他，并把她在相亲网站上的状态改为正在约会中。周六晚上，她和闺蜜一起吃晚餐，谈到了威尔。一个朋友说："放慢速度，因为你还没有真正了解这个男人。"另一个朋友说："不要每晚都见他。不要让他这么容易就得到了你。男人都喜欢追求的过程。"最后一位朋友说道："你们总是这么多疑。让她好好享受这场恋爱才是真的。"玛丽萨就这么微笑着听着，一点都不担心。她知道现在发生的一切都很好。

　　周一早上，她电话不离手。她差点疯了，直到他终于在11：30打来了电话。

　　"你什么时候有时间呢？"威尔问道。

　　"我想我今晚应该有时间。"她说。

　　两个人都笑了。从那晚见面开始，她觉得她的痛苦消失了，他们又度过了一个很棒的夜晚。当威尔和她在一起时，玛丽萨感受到了爱和满足。他们每晚都约会，并且持续了将近一周。但是和上周一样，周四晚上，威尔告诉玛丽萨他周末要离开："接下来的两个周末，我要连续主持两场董事研习会，一般很少会这样，但是公司希望在春季就能完成研习会。"

　　又一个周一的早上，玛丽萨等着他的电话。当她等到中午还没有等到他的电话，她决定给他打过去。结果是语音提醒。她又分别在下午 2 点和 4 点给他打了过去，也留了言，但是还是没人回。她开始担心，只能不断检查是不是有未接电话或者未读信息。"肯定是会议开得太长了。"她这么想着。但是当他周二还没有打给她的时候，她真的开始害怕了。难道他出什么事了吗？他还好吗？会不会是他手机丢了？如果真是这样，那他可以向别人借一下手机打给她的啊。

到了周三，仍然没人接电话，语音也没有回复。玛丽萨很生气，她打给她的一个女性朋友，告诉她所发生的一切。

"好吧，"她的朋友说道，"你要镇静，实际点来处理这件事。你只是刚认识这个男人。"

周四晚上，她和其他女性朋友在一起喝酒，她们帮她出谋划策。第一位朋友说："你去过他家吗？"

"我们计划下次有时间再去的，"玛丽萨回答道，"因为他说一个绅士必须要送女士回家。那就是为什么每次都是在我家分开的原因。"

"也就是说一个已婚男人总是把情人送回家里是基于安全考虑。"

玛丽萨在这些指责中惊呆了："威尔还没有结婚！"

她的朋友看了她一会儿，说道："好好想想。他周末从来不在这里，因为他要陪伴他的家人。他必须消失，因为他意识到你们不会有结果。"

"也许他的确结婚了，"第一个朋友补充道，"而且他意识到他非常爱你，但是又不得不结束这段感情。"

玛丽萨发现跟朋友在一起让她很不舒服，于是她提前结束了聚会，期待着威尔往她家打电话。但是并没有。

接下来的一周，她希望能最后收到他的音信，哪怕是跟她说分手。又过了几周，她由愤怒变成了大怒，她恼怒这个男人怎么能这么混蛋。她开始怀疑自己的感情，感觉自己真的被骗了。威尔已经从"他会打电话过来的"变成"他不会再打过来了"。

几周后，她发现自己还会偶尔给他打电话，只是一直无人接听。她承认他已经结婚了，否则他怎么能这么快就抽身离去，这么干脆决绝地停机。她不敢想象那只是一张临时手机卡。如果那是他真正的号码，那她就能用一通电话搅乱他的婚姻。她朋友是对的，她被骗了。她开始不断想着威尔的一切：他有家庭吗？什么样的人会做出这种事？威尔发生了什么，为什么她对他所做的一切这么痴迷？她越想他，她就越不幸福，那种被抛弃感就越严重。

玛丽萨把自己关在家里，把自己淹没在绝望和痛苦中。她从未感到如此孤独。但是几周后，她突然想明白："为什么我要为了只维持了两周的恋情痛苦五个星期，而且这段恋情只约会了八次？"她感激这段恋情没有持续好几个月，否则她得花好几年的时间来康复。她意识到自己给予威尔的远多于他值得被给予的，但更重要的是，她不再会为这个男人感到痛苦和伤心了。

六个星期以后，玛丽萨又重新登录了那个相亲网站，把自己的状态改为可约会状态，她的朋友们为此感到高兴，但是建议她让自己慢慢来，简简单单地谈一场恋爱。

"我已经伤痛了六个星期了，"玛丽萨说，"我感到很孤独。我感觉自己好像总是被男人抛弃，但是我不能再这样下去了。

我开始相信，之前的失恋对我现在的约会没有任何影响。"

"如果你不想约会的话，你可以不用去约会。"她的一个朋友说道。

玛丽萨回答道："要改变的事不是约会，而是被抛弃感。换个角度来看，和威尔约会也是一次蛮不错的经历，这可能会让你觉得有点怪异，但那时候我认定他就是我要等的'那个人'。那段经历让我明白我在做什么以及如何自我欺骗。而且我一直在努力地改变自己和自己的想法。"

她指的是内省和她正在做的自我肯定。她意识到每天她都会自我肯定一些事，通常都是一些消极的自我肯定。比如，和威尔在一起让我感觉生命都完整了；我的生命需要另一半来完整；只有恋爱才能让我觉得幸福。

但是现在她开始用新的积极的自我肯定来取代之前消极的自我肯定。而这些新的积极的自我肯定是她在克服那些沉重的伤痛的过程中领悟到的：

我为自己而存在。

男人会爱上我，也会离开我，但是我会一直爱我自己，一直支持我自己。

我们不知道这段故事里的威尔是怎么想的，但是他也会从这段感情中吸取教训。对于伤害她的威尔，玛丽萨可以说：

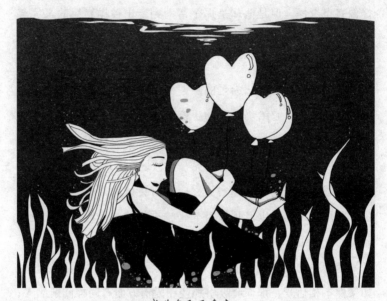

我为自己而存在。

男人会爱上我，也会离开我，

但是我会一直爱我自己，一直支持我自己。

我不担心他是不是真的受伤难过，因为我相信上帝自有决断。

他的生活会怎样，那不关我的事。

玛丽萨意识到他和威尔的短暂相遇是一份礼物，这听起来好像有点奇怪，但是他却是那个帮助她走出被抛弃感的最完美的人。而且玛丽萨对威尔来说，在某种意义上也是最完美的那个人。

我们可以简单地认为玛丽萨遇到了一个混蛋，但你要怎么解释这个世界？它给玛丽萨随机安排了一个不体贴的男人？为什么？就为了让她的生活痛苦不堪？那能是原因吗？如果这是一个无所不知、大慈大悲的世界——总是朝着疗愈前进的世界，那对于威尔会来到玛丽萨身边，应该有更好的原因。自从她准备好利用这个男人以及那段时光来挖掘她的被抛弃感，她就开始她的疗愈了，这个错误的男人变成了疗愈她的最完美的人。

恋爱中的人们通常都有同样的问题，只是问题刚好相反。如果你不相信爱，那你会吸引那些在爱情方面有同样问题的人；如果你是内心没有力量的人，那么你的另一半也会是这样，只不过可能是以不同的方式呈现而已，因此也可能不明显。

如果一个人因害怕失去力量而专横的话，那么他很可能找一个服从他的伴侣，而他的伴侣则恰好是那种不想找到自己力量的人；一对情侣可能有过分依赖的问题，当一个人是那个过分依赖的人，而另一个则可能与他/她是相互依赖的关系或者可能会成为拯救她/他的那个人；如果他们的问题是恐惧，那么一个人会勇敢无畏地解决问题，而另一个则会因胆小而无法做任何决定。物以类聚，人以群分，相似的总是相互吸引，只是以"相对的"方式呈现罢了。换句话说，在很多感情里，一个人负责煎煎饼，而另一个人负责吃煎饼。

那意味着，一般当问题出现时，一个想一起讨论一起解决，而另一个却情愿保持沉默，让问题自己发展。一个人催得越紧，另一个人就"抵触"得越厉害；抵触得越厉害，催得就越紧。两个人都认为对方有问题而且没有正确处理。但是在那段感情中，真正的感受应该是，那一刻对彼此来说都是完美的。

冷漠和依赖

我们对待彼此的另外一种态度是"冷漠和依赖"。当很多人处理被抛弃的问题时，而另外一些人却面临被管得太多的问题。所以当我们发现某个人觉得在童年时代经历被抛弃，而另一个觉得小时候被管得太多，也就不奇怪了。当他们长大后，一个依赖感很强，而另一个却很冷漠，长大后他们会和彼此约会也很正常。这听起来可能有些极端，但是我们大多数人都或多或少有一些冷漠和依赖。

被抛弃过的（依赖感很强的）那个人常常害怕另一个人会离开自己，而曾被管得太多的（冷漠的）那个人又害怕自己在这段感情里被过分控制。所以上帝神奇地让这两个人相遇，去疗愈彼此，有被抛弃经验的人最终学会不再抛弃他们自己，而有被过分控制经验的人最终变得更加自信，相信没有人能控制他们。

当人们害怕被控制的时候，他们往往会变得冷漠，这又会造成他们的另一半害怕被抛弃的问题。但是事实上，他们都没有被控制，他们只不过是成为了过去的奴隶，被他们的过去所控制。当这些人开始争吵，感觉自己已经被控制了的时候，他们就活在过去的阴影中，所以真正控制他们的不是他们的恋人，而是他们的过去。

一些可能的积极的自我肯定是：

没人能控制我；我是我自己的主人。

当我感觉被控制的时候，我要用爱释放过去，并且回到现在。

我可以做我想做的任何事。

选择权一直在我的手中。

害怕被控制的人可以通过意识到他们的自由，来疗愈自己，从过去的经验中找到其中的因果关系，这需要靠他们自己的努力完成。他们或许完全有自由去和别人约会，但也有可能一样得不到成长。他们可能会觉得现在的恋人并不是他们最想要的，但是，对方的想法可能也一样，而这种感觉可不好受。

这对被抛弃过的人也一样。当这些人感觉被遗弃时，他们会从创伤中转向其他求助，而这会自动引发恋人的控制问题。当他们深陷依赖恋人的状态中时，他们也是活在过去的阴影里。如果他们任由过去的阴影破坏他们的感情，那么，无论另一个人怎么做，他们都会感觉被抛弃。

一些积极的自我肯定是：

除了我自己没有人可以真正地抛弃我。
我与我同在。
生活爱我、关心我。

冷漠和依赖的人是一种常见的原型。实际上，每段感情都是生活安排好来疗愈我们的。当一段恋情结束，你将自己置于伤痛之中时，要么获得疗愈和成长，要么深陷其中不能自拔。恋情结束了，你当然会感到伤痛。但是先花点时间好好想想你都学到了什么，只有这样你才能获得生活给予的礼物，否则你还会在下一个人身上经历同样的问题。

揭开爱情给予的礼物

当芭芭拉（Barbara）遇见了克雷格（Craig）时，她是一位疗愈师，克雷格在一家销售公司上班。她年近 40，克雷格比她大几岁。克雷格在一家大企业上班，同时也喜欢研究占星术。芭芭拉喜欢他与众不同的性格。他讨厌他的工作——卖给人们不想要或者不需要的东西，所以他就希望有一天能够成为全职的占星家。他会从事现在的工作完全是因为接他父亲的班。

另一方面，芭芭拉是一位迷人的精神自由主义者。她有着长长的金发，好像阳光洒在她身上。克雷格非常向往芭芭拉那样的生命，因为他觉得芭芭拉的生命是彩色的，而自己的却是灰色的。虽然他开的是公司的车，但是芭芭拉喜欢他经济稳定，每月有固定薪水收入。

而克雷格对他的生活很不满意，决定从他的生活里开辟出一条接近芭芭拉的生活的路。芭芭拉告诉他，开启新生活的方法是找到一位精神导师。结果，克雷格开始拜一位抽丁香雪茄的美籍印第安人为师，并且克雷格也开始抽烟。芭芭拉非常震惊，她不赞成吸烟，也无法相信他已经开始吸烟了。当她告诉克雷格屋子里不能吸烟时，克雷格争取到他能在厨房吸烟的机会，最终他们互相妥协了。

克雷格认为自己可以放弃固定的收入了，炒公司鱿鱼能帮他早一点过上自己想过的日子。他认为公司正在榨干他的生命，所以他辞职了，放弃了公司配的车和他的薪水。他想靠当一名占星家来赚钱，虽然他准备好了一切，但是没有客户上门。

"你打算怎么经营你的事业？"芭芭拉问道。

他没有明确的答案，而认为冥冥之中自然会有客户前来，一切都会变好的。他还认为自己不需要物质财产，即使，他要去哪里都只能用芭芭拉的车。然而，芭芭拉很讨厌这样，因为她将不得不为克雷格提供交通工具。

有一次，他研究了整晚的占星术星历表，第二天，克雷格告诉芭芭拉："我要到后年才能赚钱了。这是天兆告诉我的，所以这两年，我不得不从你这里借钱。"

他不是询问，而是通知芭芭拉，就好像他能预知未来。当芭芭拉快支付不起信用卡的时候，她才知道，她一直在为克雷格的香烟买单。芭芭拉发现这一切不再是她当初想要的生活了。她花了 1200 美元给克雷格买了一辆新车，说道："这是给你的礼物，你自己去追求你的梦想吧。"

他很不想离开，而芭芭拉觉得自己被背叛了、被抛弃了，即使是她让克雷格走的。她觉得克雷格在引诱她掉入陷阱。作为一名疗愈师，芭芭拉认为在一段感情里，两个人应该一起成长，她无法理解为什么他们最后以分手收场。他的精神追求让她觉得她在金钱上被利用了。在她的伤痛里，她也对自己很生气，生气自己没有早点制止他。她后悔对当初那个显示事情正往坏的方向发展的占卜结果视而不见，因为她想给克雷格更多空间，不想干涉他追寻精神之旅。

分手之后，她会告诉自己："我就是一个白痴。"她用这些问题责备自己：我怎么这么笨？她开始不断强化自己的错误，她的朋友开始帮助她，说："芭芭拉，你必须得停止这样。你并不是一个愚蠢的人，你只是把自己扮演成在生活和爱情中比较笨拙的人而已。"

芭芭拉意识到，她之前认为两个人必须在一起才能成长是不完全正确的。因为人们或许一起成长，或许各自成长。但是作为一名疗愈师和一个精神自由者，她的想法是错的，她错认为成长是走向彼此，而不是为了让各自变得更好。她最后发现她的爱情是被恐惧支配着，因为害怕自己会孤独一人，害怕他的男人会离开她。只要她能停止纠缠于那些错误的想法——"某件事出问题了"或"他是错的人"，那她就能明白生活的智慧了。她甚至可以看到那些错误的想法对她仍然有疗愈作用。她开始理解，得到你"想要的"和顺其自然二者之间的区别了。现在她正尝试用下面的积极自我肯定：

> 爱指导着我所有的感情。
> 每经历一段恋情，我就离我最好的恋情更进一步。
> 我每一段恋情都是好的。
> 每一个和我在一起过的人都会让我疗愈。

几年以后，芭芭拉和克雷格在脸书上相遇。她已经完成了心理学学位课程，成了一名有私人诊所的现代心理学家。克雷格正在为世界末日来临做准备，因为他认为 2012 就是世界末日。回顾他们过去在一起的日子，芭芭拉很清楚他们的爱情不可能永远持续下去。曾经的恋爱关系让他们看到了彼此的世界，而现在，他们两个都继续着自己的人生。这其中没有输赢，因为感情就是这样的，即使我们费尽心机让我们的爱情更加与众不同或者更加深刻，亦或者更加圆满，情形也不会有任何改变。

分手后，有时我们会寻找新的爱情，所以要记住，当你准备好开始一段新恋情时，要做好这个人可能是"那个人"也可能不是"那个人"的准备。当开始一段新恋情的时机成熟时，"那个人"就会出现。

对很多人来说，把全部心思放在他们喜欢的那个人身上是在打赌。要么他们赌赢了，拥有了一段浪漫的恋情，要么他们赌输了，会非常痛苦。不过，爱是永恒的，记住，选择权在我们手中：我们可以继续追求一个人；我们也可以怀着满满的爱将他们释怀。

天真的想法

电影里，当主人公爱上某个人，但这个人并不爱主人公时，主人公还会继续追求那份没有回应的爱。电影的最后，主人公喜欢的对象往往在经历一番波折后，终于发现主人公就是她/他要找的那个人。但现实生活中却不这样，反而更有可能会听到"对不起，谢谢"或者"对不起，你不适合我"。

假如是你，你会怎么想？"她现在不喜欢我，但总有一天她会喜欢上我的。"或者这样想："我会让他爱上我的。"或者是："总有一天我会得到他的。"你难道就不能接受现实吗？为什么要让天真的想法操控着你？这一刻，你肯定会挣扎，但你更应该允许自己伤痛。你难道就不能完完全全地接受这份失望的伤痛吗？为什么非要对不喜欢你的人穷追不舍？为什么让自己有这种依赖感？

取而代之地，你需要这样的积极自我肯定：

爱我的人正朝我走来。

我一直等待的那个人会找到我。

我没必要强迫谁爱上我，因为我一直等待的那个人会爱上我。

失恋后你感受到的伤痛有时候会让你误以为，你的爱情失败了，一切都乱套了。是的，当一段恋情无果后，那种孤独感会袭来，但是让自己被孤独感包围只会让你觉得更加苦不堪言。承认它，尝试用积极的自我肯定来面对它。

好好看看你的伤痛，问问自己，如果一切都是注定好的，还会有什么不一样的感觉吗？

如果你能战胜失恋后的伤痛，那你就能深入过去旧的创伤，并成功摆脱掉它。处于伤痛中时，你可能会发现那种被抛弃感又出现了，也许在你小的时候，你曾有被父母抛弃的经历；也许初恋对象抛弃了你。虽然疗愈这些隐藏的旧创伤并不能保证你下一段恋情会有好结果，但是你可能会越来越明白爱情本身并没有错。如果你觉得结束一段感情非常艰难，那就告诉自己不只你一个人这样想。很多人既知道如何开始一段恋情，也知道如何结束一段恋情，但是他们却很少从中学会如何完善他们自己。

每一段恋情都是为了疗愈你而到来的，因为失恋后的伤痛

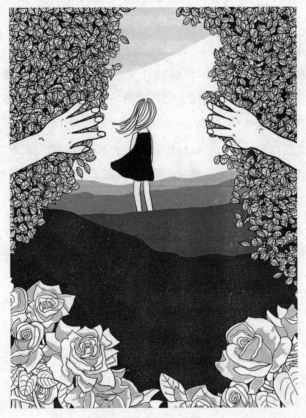

爱我的人正朝我走来。

我一直等待的那个人会找到我。

我没必要强迫谁爱上我，

因为我一直等待的那个人会爱上我。

为你打开了一扇扇窗，让你疗愈你的创伤，并开始一段新的恋情。每段恋情都会给予你面对自己的恐惧和愤怒的机会，但更重要的是，它们让你有机会更加接近真正的疗愈和真正的爱情。

最终，爱情用它神奇的力量引导我们，教会我们如何去爱和尊重他人，以及爱和尊重我们自己。它们或许并没有如我们所愿创造一段永恒的恋情，但在恋情结束后我们能完全感受伤痛，这是提醒我们，我们的心并没有破碎或者不完整，而且我们将走向疗愈之旅。让我们在恋爱时放下那些不堪一击的承诺，也让我们停止问"谁会爱我们""会爱我们多久"这样的问题。我们经历的所有的分手都是为了找到神圣的爱，这些经历是由一股比我们更伟大的力量为我们量身订做的。

很多时候，一段恋情并不像你期望的那样，你很容易会认为这个人不是你要找的那个人，甚至认为这段恋情是错误的。你对自己说，这简直是在浪费时间，但是在浩瀚的宇宙里，没有浪费一说。

如果生活给你安排了一位特别亲切而钟情的人，而你还没有准备好迎接他/她，那么，这个人对你来说也不是对的那个人。此刻在你面前正确的那个人、那段情、那个情形，正是生活为疗愈你而安排的。当你认为这一次，他/她是你一直在等待的那个人，你就种下了神圣的种子，而这枚种子会以你无法想象的方式疗愈你。

生活安排那些完美的人来给我上完美的一课。

我注定会很幸福。

我遇到的所有人、经历的所有事都是为了让我变得更好。

自爱

你可能会经常听到有人谈论自爱（self－love）——你最爱的应该是你自己，所以我们想花点时间来分析如何爱自己以及为什么自爱会影响我们。

你可能好奇为什么我们要在一篇关于失恋后的伤痛的文章里讨论爱自己。有时候我们需要意识到它们背后是自己的悲伤和孤独感，更重要的是，要意识到并且尊重空前的空虚感，那比这个人不再伴你左右更让你疼痛。而这种疼痛往往会导致远多于失恋本身的痛苦，并且这种空前的空虚感不是因为曾经的恋人离开了你，而是因为你不自爱。

把自己想象成一个大水槽，如果你的水槽空空如也，而某个人给你的水槽装满了感情和温柔，你肯定会强烈地感受到爱情来了。然而你也会感受到自己极度渴望依赖对方，因为你的水槽随着爱情的来去而大幅涨落，你感到极度的不安全。最后，当恋人离开时，你就什么都没有了，只剩下让你撕心裂肺的空虚感。

但是如果你的水槽也充满爱，那会怎么样呢？如果别人走进你的生命只会再给它加一点爱，那你们的关系又会有什么不同呢？其实伤痛的作用就像显示水槽水位的水位计。

内奥米（Naomi）在一次单身活动里遇到一个非常有趣的人，他叫加里（Gary）。她很高兴他们在那里相遇，因为这样就不用猜想加里是不是想和别人约会，这也正是这场活动的目的所在。他们三个星期里出去约会过几次，而且内奥米很想多了解加里些。她并没有想加里可能就是她一直等待的那个人，相反，她只是比较享受现在他们在一起的时光。

看电影时，他们遇到内奥米的朋友，她的朋友们邀请他们周六晚上去跳舞。他们约好在附近俱乐部见面，每个人都过得很开心。有一对情侣拿出他们的手机，想照一些照片。刚开始他们让内奥米帮他们照相。后来，内奥米也拿出手机让他们给她和加里照相。加里从背后抱住内奥米，看着镜头摆着姿势，突然间，内奥米感受到了强烈的爱。她的朋友说："再来一张，以防之前的那张没有照好。"内奥米融进了加里的怀抱中。

第二天早晨，内奥米把照片给她朋友看，他们说："你们看起来非常开心。"内奥米知道，当加里从背后抱住她的时候，她感受到了爱。她清楚她感知（perception）到的是现在的爱，而不是十几年前的感觉。如果是以前，她可能会说："昨晚我感受到的爱是我以前从未感受到的。加里真的很好，他肯定就是我一直等待的那个人。"

由于这些年她做了很多内在功课，所以她明白，加里并没有给予她那种独特的爱，而只是牵动了她心里本来就存在的爱。也就是说，并不是他的拥抱让她突然感受到爱，而是她无意识地决定去感受爱的深度。她十分理智，虽然在约会三个星期之后，她也知道加里是一个不错的男人，但是她不能就这样肯定地说加里是她这辈子的最爱。

此时此刻，你可能会好奇他们是不是还在一起。加里和内奥米确实还在约会，而且她可能还会补充说，他们在理智地约会。她知道她避免了再次陷入过去的旧模式中。如果在过去，她可能会认为她遇到了最好的男人，一个拿着开启她心房的钥匙的男人。她可能会感觉到自己非常依赖他的爱，而这份爱只能源自于他……但是现在，她的想法更合理了。

这个故事可能会让你觉得有点陈词滥调，但是没有必要让谁成为你的爱的源泉，也没有必要让谁拿着开启真爱之路的钥匙找到你。真爱就在你心里，由你有意识或者无意识地决定是否允许自己走向它。伤痛时，你很容易认为你的爱跟着那个人一起离开了，并且觉得自己被掏空了。但是我们在这里要提醒你，在你分手后，你付出的爱还在你心里，它时刻准备着、等待着你去发现它。你下一个恋人不会为你找到它，但只要你真正打开自己的心房，你就能感受到它。

我需要的爱就在我心里。

其他人只是让我记起那份早已存在于内心的爱。

疗愈过去

你的思想常常在跟自己做斗争，并通过你周围的人和事来展示你内心的斗争。伤痛能给予你一段时间，让你回顾过去、检视你的思维模式，但是正如我们前面提到的，沉迷于过去，只会让你更加痛苦不堪，对你没有任何帮助。

如果你能勇敢地不带任何责备、批评和挑剔去观察你的过去，那你就能看到你的想法是什么以及怎么产生的，也能找到补救你的行为的方法。这就是伤痛如何作为一扇窗户，让你有机会不再只是关注为什么会分手，而是让你了解你一开始建立的对爱情的想法。

下一个故事说的是卡拉（Carla），她勇敢地以一个观察者的身份观察她的过去。她意识到，打从她记事以来，她就一直很不幸福。"我会说，我生下来就这样，虽然这不太可能，但是因为某些原因，我的童年从来没有幸福过。"她说。

卡拉总感觉自己像一个受害者，她总是不自觉地保持不健康的恋爱模式，让她长期以来一次又一次地伤痛。有一次，那时她28岁，她和本（Ben）（他不承认是卡拉的男朋友）分手了。

按照大众的标准，卡拉很漂亮。她高高的，很健康，有趣又聪明，还有很多不错的兴趣爱好。就她的外貌来说，她可以称得上是"尤物"，但是当她遇到本后，这一切就改变了。她突然发现自己"没有吸引力了，不配拥有爱，而且还一无是处"。她开始认为自己永远都不会幸福、永远也找不到真爱。就算找到爱，她的恋情也维持不了多久，最后肯定要以伤痛结束。

她回忆说："和本分手让我很伤心。因为他已经深深地爱上了别人，某个他真正愿意称之为他的'女朋友'的人，他愿意和这个人做一切以前不愿和我一起做的事。"她觉得自己实际上并不够好。"伤痛让我一天又一天、一周又一周地哭泣，"她说，"我很想知道我到底哪里做错了，为什么上帝一定要一次次地惩罚我，难道我不配拥有爱情和幸福吗？我就这么与众不同吗？我的伤痛就快要压垮我了，而公司也快要因为我消极的态度辞退我了。"

突然，卡拉顿悟了，她意识到自己是多么值得被追求，更重要的是，她能够承认她的内心很空虚、消极、渴望依赖。她认识到：我不想和自己约会，因为我不会想跟一个不自尊、不自信的人在一起。如果我自己都不想和我自己约会，那别人为什么还会想和我约会？

她强烈意识到是时候让自己成为她想成为的人了，更准确地说，成为真正的自己。她用不同的方式表达这种积极的自我肯定，并且每天重复对自己说。她会这样对自己说：

我爱我自己。

我原谅我自己。

我完全放下了过去的一切。

我自由了。

卡拉决定，在她可以"做到"之前，她会"假装做到"。她知道为了假装自己做到了，她不得不想象"被爱包围的人"会做什么。她明白具化一个被爱包围的人的特征比具化过去消极的想法更好。这跟匿名酗酒的格言很相似："假装自己有新的想法，比希望自己有新的行为更容易。"这句话对她很有意义，因为她知道她还没有完全相信自己很好。

当卡拉开始注意她自己的消极想法，并尝试用更加积极的想法取代它们，有两次她很好地运用了这个方法。第一次是当她约会时，她问自己，这个时候自信的我会说什么？

她很惊讶，因为她真的就这样表现出来了。她的约会对象凝视着她的眼睛，脱口而出："你非常自信！"

她回忆到："那句话真的震惊到我了，因为自信是我假装出来的。"

29 岁那年，卡拉的自信又提升到了一个新水平，这是她以前从未达到的自信程度。她没有意识到自己已经跨越了"假装做到"和"做到"之间的细线了，但是她知道肯定有什么正在改变。她觉得"在你做到之前假装自己做到了"这句话的意思更多的是指假装一种感觉。她不知道这种做法就是使她的思想、身体以及精神和早已存在心中的信念统一。那个信念埋藏在她的内心深处，隐藏得很深，但她意识到她正在调节她的身体和思想，使它们与真实的自我保持一致。

第二次正好发生在除夕夜。卡拉知道她有很多内在功课要做。新的一年，她要去处理的事情不再是她要搬到哪里去，也不是她想要什么东西，而是她想成为什么样的人。她告诉自己："我想要更加自信、有更多的爱、更加幸福。"

卡拉把自己看作传递微笑和正能量的人，当她走在街上，脸上挂着大大的微笑，向周围的人传递她的笑容，那些被她的笑容感染到的人反过来也会报以微笑，这些微笑又会传染给别人。

她之前尝试寻找外部帮助（约会、工作以及朋友）的所有努力总是事与愿违，但是现在她明白了，她必须先在自己这里找到内部帮助。她感觉自己被驱使着去改变她的想法，所以她在纸上写下了下面这些话：

我爱我自己，我接纳我自己。
因为我值得。

她把这张纸条撕下来贴在洗手间的镜子上，这样她一醒来就能看到它。在刷牙的时候，她重复这些积极的自我肯定；化妆时，她也重复它们。这些话萦绕在她的脑海里以及她的潜意识（subconscious）里：

我爱我自己，我接纳我自己。
因为我值得。

卡拉从 2012 年 1 月 1 日开始这样做，但是过了一段时间后，她发现她不再需要那张纸条了。她不需要再看着它，因为她已经能每天自动地在脑海里重复这些话了。一年过后，在

2013 年的新年那天，她照着镜子，笑着说道：

我爱你。

我真的，真的爱你。

"我真真切切感受到了，"她说，"人生第一次，我能够看着镜子里的自己，知道我由衷地爱我自己。对于那些一生都在自我憎恨的人来说，这真是一种神奇的感受，我简直无法用言语形容这种感觉。我知道我仍需继续努力并更加爱自己和他人，但是这种能够爱自己的感觉，以及吸引了更好、有更多爱的人走进我的生命的感觉，让我惊讶不已。我的朋友们也注意到我过去一年的改变，他们说很高兴又见到以前的我。"

最近，卡拉家搬进来一个室友——埃伦（Ellen），埃伦让她想起几年前她对自己的自我怀疑（selfdoubts）和批评，那时的她总是向外寻找让自己幸福和爱的源泉。她建议埃伦听听她是如何可怕地跟自己对话的，并告诉埃伦自己是如何用积极的自我肯定取代消极的自我肯定的，而那些积极的自我肯定确实有帮助。

她的室友回答道："对，那是个好主意。"但是埃伦从来不付出行动。几个月过后，听到埃伦还在不断地自责，卡拉决定最后一次帮助她，但是她发现她的室友无法迈出第一步。所以卡拉拿来纸笔，写下一些积极的自我肯定，给了她。当埃伦看着卡拉给她写的东西后，她开始哭泣。

"你为什么哭呢？"

"因为这些不是真的，"埃伦说，"我无法接纳我自己，我也不爱我自己。"

卡拉微笑着告诉她："所以这些才叫积极的自我肯定。为什么不在你做到接纳自己、爱自己之前假装接纳自己、爱自己呢？"卡拉发现，她爱自己越多，她能给别人的爱也越多，她已经爱上这种越来越爱自己的感觉，所以她尝试向埃伦解释这一切。

最后，卡拉明白她有能力为埃伦提供更加积极的选择，明白她真正的力量是为自己提供更加积极的选择以及为他人树立榜样。她真真切切地相信：现在如果有一个男人出现，他将是我人生中一个好的选择，但是他无法决定我的人生。

矢志不渝地爱自己

谢莉（Shelly）和比尔（Bill）在一起已经四年了。谢莉感觉他们的感情已经出问题很久了，但是她又害怕会分手，所以一直任由问题发展。她一次又一次告诉自己："如果我离开了，我就再也找不到其他对象了。"当她尽最大努力去获得比尔的爱时，她常常觉得很沮丧、气馁，因为在她内心某个地方，她认为让比尔爱上她是不可能的事。她做了一切她能想到的努力，包括给比尔买昂贵的礼物，但是她觉得从未得到反馈。她认为比尔真的不爱他。

　　一天晚上，谢莉感觉很累，不想再努力去做一个完美的女朋友、完美的倾听者、对他来说一切完美的东西，她坐在洗手间的地板上，绝望地哭起来。她认为：我对他来说不够完美，我不配拥有爱，如果我离开了，我肯定会孤独终老。甚至当她在洗手间地板上啜泣时，她的内心也隐约知道她并没有诚实面对自己。

　　当谢莉站起来，看着镜子里的自己的脸，她看到了深深的伤痛和绝望，以及自己的心。"我必须帮帮镜子里的女人。"她告诉她自己。那是她这些年来第一次有爱自己的想法，很快，她找到和比尔分手的勇气。

　　刚开始，谢莉是极度悲伤的，甚至比以前还要绝望，所以她向朋友求助，她的朋友给了她一本自我肯定的书。她在读每一页时，几乎都会哭，因为这些积极的自我肯定与她告诉自己的刻薄的话是完全相反的。她意识到不是只有她的男朋友刻薄地对待她，她自己也这样对待自己。谢莉走到洗手间的镜子前，看着镜子里的自己说道："我爱你。"

　　刚开始觉得有点诡异，但是感觉挺好的，所以她继续着。她很快意识到积极的自我肯定越多，看着镜子里的自己的次数越多，她就越能远离以前旧的思维方式。最终，她明白不管发生什么，她都爱自己，前三个月她一直重复的口头禅是：

　　不管发生什么，我都爱我自己。

　　这句话是谢莉需要的，因为她知道她将"爱自己"扭曲成
"如果我没有变得那么老，我会爱我自己"或者"如果恋爱时我
不那么糟糕，我会爱我自己"。当她发现她一直可以被爱也可以
爱别人时，坚定"矢志不渝地爱自己"使她周围的一切发生了
改变，她惊讶于这种内省竟然可以改变她的人生，虽然它们看
起来非常渺小、不起眼。谢莉还会想到自己的年华老去，但并
不是说她需要告诉自己她还很年轻或者她看起来很年轻。那是
错误的，因为那样会让她相信应该维持在某个年龄而不是当前
的年龄。相反，她开始不再关注内在的自我批评，而是肯定：

　　我的精神是年轻的。
　　我对生活的态度总是朝气蓬勃的。

　　一天，人们告诉谢莉，她现在看起来容光焕发，她也注意
到她的生活最近变得越来越好。她感觉容光焕发！当这些改变
让她惊讶，或者她又开始怀疑的时候，她会说：

　　不管发生什么，我都会爱我自己。
　　即使我受到了惊吓，我也会爱我自己。
　　即使我的生活变得越来越好，我也依然爱我自己。

　　与消极的自我对话（self－talk）做斗争对谢莉来说依然是
挑战，但是她知道每天早晨带着积极的状态醒来是多么棒的一

件事，而无论自己是瘦还是胖，此刻自己的身体刚刚好。这对她来说是一个重大的启发。谢莉发现，即使当她独自远行，她也不觉得孤独，因为这些她整天重复的积极自我肯定会一直陪着她。她在她的家里、车子里放满了卡片和便签，上面写着：

我的生活很美好。

无论发生什么，我都会一直感激我的生命。

我爱生活，生活也爱我。

最后，她意识到她和比尔的分手是一件好事，因为当她感到孤独时，她发现爱自己比他人的陪伴感觉更棒。

滋养自爱和自我价值感最快的方式是运用镜子。具体方法是：拿起一枚小镜子，看着镜子里的自己，如果你感受到阻抗（resistance），那就告诉自己，那源自你觉得自己不值得被爱的那一部分。集中精神看着镜子里的自己，对自己说：

我爱你。

我会对你好的。

不管你变成什么样，我都爱你、接纳你。

让自己每天早晨醒来以及每晚入睡之前都这样训练，作为给自己的礼物。和自己达成协议：只要经过镜子面前，就要说一些积极的自我肯定，可以大声说出来，也可以在心里默默地说出来。

　　你今天看起来很棒。

　　和你在一起我很幸福。

　　好事正在朝你走来。

支持你自己

　　想象自己的世界是一个网球场，而你正在和某个人打网球，你只能控制自己的想法、行动以及意图，而不是另一个人会怎么做、怎么想。在伤痛或恋爱中，你可能很多次试着去策划、控制以及操纵另一个人的行为。你真正应该做的是控制好自己、集中于你的所做所为，同时关注生命是如何回应你的，这一切首先要从你的想法开始。

　　积极的自我肯定能够帮你维持积极的想法。分手后或者当感情下滑时，关注你的想法。你可以这样想：或许面对爱情，我可以潇洒点、随意点。或者这样想：他虐待我，但是我们都是人，是人就都会犯错。

　　一种看起来似乎更有爱的想法是：我应该接纳本来的他、接纳事实。但是这样的想法不一定对你有益。问问自己：真实的他能为我的生命带来爱、光明以及快乐吗？或者说，这只是一时迷恋？

　　有时候你的思想会让你待在一段糟糕的恋情中，因为你认为你需要一个"占据者"——一个你觉得爱你、支持你的人。如果你可以将你的想法看成一种能量，哪一种能量比较吸引你，或者你能勉强接受，并且谁又要对这种能量负责呢？当一段恋情结束了，你还是会惦记着对方：她/他正在想着我吗？她/他也思念我了吗？她/他会跟我一样正在分析这段感情吗？

　　所有这些想法都停留在过去，或许你眼中的过去和事实并不一样。该考虑把你的想法和能量带回到现在了。把自己放在你那边的网球场，因为如果你满脑子都是别人，那谁来管你的人生？谁来照顾你？你希望从你的前任那里感受到被爱和被照顾，但是看看你是怎么不爱你自己、不照顾你自己的？你对你自己的人生是多么吝啬！当你过分地想着某个人的时候，就好像那个人霸占着你的意识但却不付任何租金。

　　如果你温柔地、同情地对待这段感情，你会发现自己是如何委曲求全，和与自己不合的人勉强在一起。你可能会突然感到一阵疼痛说："哦，但是我们确实挺般配的。"可能曾经你们确实挺般配的，但是既然你现在坐在这里，而且很心碎，那你们就不再般配了。在你向前出发的时候，让你的思想也上升到更高的高度。感谢上帝让你从一段段感情里学习，因为这些经验能够帮助你疗愈自己、认识自己。

　　开始用积极的想法武装你的思想。不要说："他还没有准备好和我谈这场恋爱。"试着这样说：

　　我期盼着下一段新恋情。

不要尝试弄明白为什么他不想和你在一起，试着这样想：

我吸引的是那些想和我在一起的人。

记住，生活会测试你，它可能会安排一些矛盾的人与你相遇，他们不知道自己是否想和你在一起，但是要保证严格执行这些积极的自我肯定：

我吸引的是那些想和我在一起的人。

当你伤痛不已的时候，你能更加清晰地感受到自己的自尊（self－esteem），你的自我对话会更加明显，你也能观察到有哪些需要注意的地方。这将是一次有效的对旧模式的疗愈。

比如，你去餐馆吃饭，点了一份金枪鱼三明治，但是服务员却给你上了培根起司汉堡。如果你的自尊感比较强，你可能会说："这好像是汉堡包吧，但是我并没有点啊，我点的是金枪鱼三明治。"你会坚持你要的三明治，因为这样做会让你愉悦，让你自我感觉很好。如果你自尊感比较弱，你可能会不敢说出来，即使你没有点，你也会把它吃了。

爱情也是这样。为什么你会接受一段不能让你做自己的爱情？如果你的恋爱对象不能给你带来快乐，那就不要再继续这段恋情。试着这样练习：

在纸上列出你从这段恋情里感受到的好的方面。比如，你感受到了爱、陪伴或享受到了热乎的饭菜。最少写出五个。

现在写下你没有感受到的方面。比如，或许你没有被理解、没有被赞美、没有被鼓励。也最少写出五个。

写完之后，复习第一张清单里的内容，让自己保留这些美好的回忆。然后拿出第二张清单，祝福对方以后拥有这些东西。如果你在清单上列出你对性生活并不满意，那就祝福你的前任以后会有满足的性生活。

或者当你的前任一直在你脑子里挥之不去，那就爱他，祝福他过得更好。当你的思想越到他那边的网球场时，你会不可避免地认为他很重要，一定要提醒自己你站错了边，并且这样对自己说："我要用爱疗愈在那段恋情里的自己。"

当你看到前任继续着他的生活，提醒自己，你是自己生命的守护者，而不是他人生命的守护者。关注那些能强化你和自己的联系的地方，而不是不断强化你和前任的联系。不如对你的朋友和家人投入更多的爱和同情。试试这个积极的自我肯定：

今天我将爱带到了我的生命中，带到了我遇到的每个人身上。

　　回顾你的过去，去认识现在更好的自己，更多地了解自己想要什么。有时候表达出对什么感觉良好或者不好，是一个发现自己在一段感情中想要什么和不想要什么的好方法。也许，和一个很少陪你的人在一起让你感觉不好；也许，每周末都待在家里让你感觉不好，因为你比你的恋人更喜欢社交活动；或者，如果你喜欢关注时事，而你的恋人不喜欢关心世界发生什么事。

　　试着看得更远，明白所有的恋情都是为了疗愈而出现。如果你没有从某段感情中获得疗愈，那将很可惜，这段感情的存在就没有意义了，而且你也会被空虚感摧毁。但是如果你明白走进你的生命的这个人，能将你带到一个新的阶段，你也会明白你所生活的世界，它一直为了你变得好而努力着。

　　重复这个积极的自我肯定，以接受疗愈：

　　我上一段恋情是完整的，我愿意接受疗愈。

　　下面的积极自我肯定将能助你成长到一个新的阶段：

　　我所经历的感情对我来说都是满意的、快乐的。
　　如果我经历了不满意的感情，那么我也会放它走。

　　当你为失去的爱情而感到伤痛，并且寻找疗愈自己的方法的时候，你会发现你可以成为真正的自己。伤痛能让你成长、让你变得更坚强、让你能够接受生命给予你的更大的礼物。

　　爱情里最重要的一课是：你不能给别人你所没有的东西。如果你认为你不值得被爱，你就不能收到爱。华丽的爱情来了，但是如果你认为自己一无是处，那你就享受不到它。你可能会认为，爱情总是取决于对方，但事实是，给予以及接收爱的能力一直在你自己手里。

　　我们希望，你已经开始观察你在爱情中的思维模式，那么你就可以看到，伤痛是如何让你能够对爱情一探究竟的。你可以不再认为自己的过去是错误的，而是明白了每段恋情都在帮助你成长、达到新起点。爱情里，没有谁对谁错，只有更好的老师。如果你的爱情破碎了，唯一要做的是戴上你的氧气罩，开始照顾你自己，温柔地对待自己、爱自己。

　　随着进入到下一章，我们将看到另一种形式的失去——以离婚收尾的婚姻，并继续疗愈之旅。

第三章

品离婚之甜

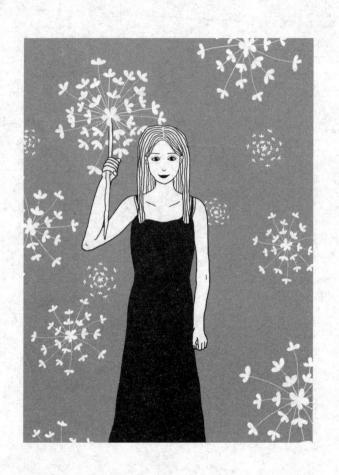

　　有人认为没有走到最后的婚姻是失败的。无独有偶，有人认为活到 95 岁的生命才算完整，如同认为"至死方离"的婚姻才是成功而完整的一样。而事实上，无论持续多久的婚姻都是成功的，都是能够疗愈的，只要彼此能够在那段婚姻中成为他们应该成为的那样。当婚姻不再被需要，它就可以功成身退了。不过，你可能觉得把以离婚收尾的婚姻视为成功的婚姻的想法是激进的、异于寻常的。

　　生命的真谛在于，幸福并非依靠为了变得"更好"而改变的感情关系。当一段婚姻结束，两个人一般都已经意识到他们不能改变彼此。为了让他们的婚姻还能继续走下去，他们或许已经尝试过改变他们的配偶，但是最终他们还是以离婚收场，这就说明改变彼此肯定没用。

　　当你明白这个道理之后，你就会停止问："如果她一直没有改变，那该怎么办？"而且会相信："是否她本不应该改变？是否我们本应该离婚呢?"如果你想做自己,那你就不应该让你的配偶改变你,即使这样可能意味着你们的婚姻走到了尽头。

如果你已经离婚,那你一定要问问自己:我付出的以及感受到的爱是我童年时认为的爱吗?我的父母一直争吵吗?他们离婚了吗?他们的婚姻是我期待的爱吗?如果你认为爱是痛苦的、复杂的、争吵不休的、充满暴力的,那你就非常有必要问问自己这是为什么了。

人们所选的结婚对象通常受他们成长的环境影响。一般来说,在你 25 岁以后,你就不该再为任何事责怪你的父母了。但是,有时候离婚后,你会有好长一段时间都在分析为什么你的婚姻会失败、你到底哪里做错了等等之类的问题。回顾过去,你会惊讶地发现,成长教会你如何辨别是非,如何经营一段恋情和婚姻。你惊讶的是,其实你已经百分之百地按照那样做了,因为这在你童年时就已经成型,你只不过是按照既定模式去做而已。但是你有权利为离婚后的自己选择新命运和新生活,因为新的思维会让你达到一个新的境界,扭曲的思维会让你停滞不前。

艾丹(Aidan)是一位 34 岁的律师,除了婚姻,他的每一方面都是成功的。在一个离婚男子互助团体(divorced men's group)里,他和团队成员分享说他对这段感情感到很恼火,因为他深信他和他的前妻应该一辈子在一起。他继续说道,他们离婚后的两年里,他一直尝试和前妻成为朋友,但是每当他们相处融洽时,他就会急不可耐地说:"看吧! 我就说过我们应该在一起的。"

这对他来说是非常痛苦的，因为他将每一个美好的时刻都视为他们应该和好的暗示，而他的前妻会说："为什么你不能接受我们已经离婚的事实，不能接受我们现在只是朋友的事实？"他告诉团队成员，他知道如果他自己接受事实（他其实也一直在尝试），那一切都会变得好起来。

"你什么时候能做到，"团队主持人问他，"现在你的内心平静了吗？"

"我接受过这个事实，但是总是没办法持久。"艾丹回答道，"我现在还不能完全平静，而且经常会变得消极起来。"

"变得消极起来，"主持人指出，"是因为你接受的那一刻，你也会想：现在她应该会回来了吧？那不是真正的接受，那是当你告诉自己接受事实时，你的思想对你的操纵：'如果我接受事实了，她就会很快再回到我身边的。'"

让我们再细看一下艾丹是怎么告诉自己的："我们应该在一起。"这句评论里有很多消极信息，比如：

- 世界乱套了。
- 一切都发展得不顺利。
- 我的妻子没有过她本应该过的生活。
- 我没有过我本应该过的生活。
- 爱出了问题。
- 事情没有按照它们本应该发展的方向发展。

　　分析这个案例，我们发现艾丹不允许自己哀悼他的失去——离婚，只要他认为他不应该离婚，他就不能疗愈他的伤痛。实际上，否认并不能帮助他，而只会让他花更多时间去处理伤痛。

　　当你听到有人说："接受一个人去世比接受一个人离我们而去要容易得多。"艾丹就是一个例子。当挚爱之人去世，在你真的明白他/她再也不能和你一起生活在这人世间，这个人永远地走了，你就获得了疗愈。但是当爱人离你而去，不再选择和你在一起时，你那扭曲的想法会告诉你："你们之间还没有结束，你们还会在一起的。"处于伤痛中的这种扭曲想法通常被称为挣扎或者一厢情愿。

　　当然，如果艾丹和他前妻都还活着，他们或许又会在一起，毕竟谁都无法预料未来会发生什么。但是我们知道的是，除非艾丹接受他和妻子已经离婚的事实，否则他将永远得不到疗愈。只有接受事实，他才能在他的伤痛中得到疗愈。

　　他应该考虑对自己说以下的积极自我肯定的句子：

　　生活会让一切走上正轨的，包括我的婚姻。

　　所有的事情都是注定的。

　　离婚并不能让我丧失爱和被爱的能力。

　　有些感情伴我一生，而有些感情只陪伴我们一段时间。

　　我敞开胸怀迎接一切爱。

离婚也可以是疗愈的一种形式。它或许会终结一段婚姻，但是它不能剥夺我们爱的能力。艾丹一直在用消极的自我肯定以及消极的想法来处理发生的这一切。当他消极处理伤痛时，就免不了会自责、内疚，甚至认为一切都错了。实际上他可以改变他的想法——哪怕他需要一段时间来假装，运用积极的自我肯定，敞开灵魂以疗愈受伤的心。

有时，你因为无法找到积极的想法，而不得不处于当前的状态。所以当艾丹说"我妻子认为我们不应该在一起"，他不必跟这个想法做斗争，而应该转变成：

虽然我妻子认为我们不应该在一起，
但我依然爱她、希望她好好的。
我以为我们还能结合为夫妻，但是生命还有更重要的意义。
所有发生的事都是注定的，我要用爱来打破旧有的思维模式。
所有的事都是为了让我变得更好。

艾丹对自己的未来有很清晰的憧憬，但是他不得不面对的是，当他拼尽全力，生活还是不按他所预料那样发展的现实。我们都憧憬过未来，有些人称之为期待，有的人说事情该那样发展。无论我们怎么称呼它，我们都要意识到生命超脱于这些期待和憧憬，就像一句话说的："人算不如天算。"

有时候，人们在离婚后，会遭遇外部阻力，使得他们难以开始新生活；这些阻力通常来源于他人、社会甚至宗教信仰。

莎伦（Sharon）是一名天主教医院神经科护士。虽然医院每天会为很多病人及病人家属做弥撒，但也欢迎医护人员在休息期间参加。莎伦经常牺牲她的午餐时间来参加弥撒。

她和丈夫保罗（Paul）已经结婚22年了，突然有一天，保罗告诉莎伦他想离婚。莎伦不同意，同时提醒丈夫，作为虔诚的天主教徒，他们应该努力寻找其他办法解决他们之间的问题。但是，不论她怎么努力，保罗还是决定离婚，并提起了离婚诉讼。莎伦非常坚定地认为他们应该永远在一起，所以她告诉法官："一切都错了！我们是虔诚的天主教徒，我们不应该离婚。"

"尊敬的法官大人，"保罗反驳道，"当我妻子第一次反对离婚时，我同意一起协商解决。我们努力了几个月，但是现在我们还是站在了您面前，我虽然感到抱歉，但是协商并不能解决问题。我们有不可调和的分歧。"

法官批准了他们离婚。一年后，莎伦还在告诉自己以及他人："我们不应该离婚，上帝不赞成离婚。"

这个案例里除了宗教方面，只要莎伦的自我肯定是"这一切都错了，我们不应该离婚，上帝不赞成离婚"，她就一直无法疗愈。对她来说，一些积极的自我肯定应该是：

上帝知道怎样是最好的。

上帝会处理好我的离婚。

上帝会祝福我的婚姻，也会祝福我的离婚。

上帝只知道爱，所以如果你已经离婚了，要明白上帝并不会把你看作"离异的人"，上帝只会把你看作一个需要被爱的世人。请这样想：即使你认为教会和上帝对你的离婚有异议，但你还有数十年的人生，你要怎么过这几十年？你想继续不幸福几十年吗？自责几十年吗？选择过什么样的人生，完全在于你自己。你可以让你的人生翻过"离婚"这一篇，然后开始新的充满慈悲、幸福以及爱的几十年。

莎伦只有两种选择：要么余生都沉浸在伤痛后悔中，要么就完整地感受失去，然后相信自己的余生会变得不一样。明智地选择积极的自我肯定是非常有意义的。

接受你自己

那天是简（Jan）的第一个丈夫加布（Gabe）不在身边的母亲节，她感到前所未有的伤痛。她很伤心，因为加布为了别的女人——一个老女人，离开了自己，丈夫为了比她老的女人而离开自己，这让她的自我（ego）很受打击。她一直认为自己是一个完美的妻子，所以她不能理解加布为什么会如此对她以及他们4岁的儿子科里（Corey）。"我感觉自己被残忍地抛弃、很孤独、一无是处。"她回忆说。

刷碗时，简回忆起他的丈夫往昔如何像女皇般待她。如果丈夫还没离开自己，那他今天应该会为她做一份特殊的母亲节早餐，并送她一份礼物，再一起出去远足旅游。但是今年，她是和科里两人在家洗着碗。处于伤痛中的她，觉得整个世界都崩塌了，她难以抑制地大哭了起来，计划着怎么结束自己的生命以结束自己的痛苦。这时，科里走进了厨房，用他的小手温柔地轻抚着她的肩膀。

"怎么了？"他问。

"我不能再这样了，科里。"她说，并迅速擦干自己的眼泪。

"会好起来的，妈妈。"他温柔地说。简看着他，叹了一口气，想起自己刚刚竟然想抛下他，结束自己的生命。科里扶她起来，她感激地给了他一个大大的拥抱。科里微笑着回到他的房间，继续玩他的玩具。

简抬头看着天花板，说道："为什么是我，上帝？我需要你的帮助，帮我理清这一切。"那天晚上她虔诚地祈祷着，不知不觉沉沉地睡了过去。

第二天她继续回去上班，她的工作是负责审核员工的专业或个人进修申请。没一会儿，她发现自己的桌子上有一张申请，原来是她的同事想参加自助疗愈互助小组（self－help healing workshop）。简拿起申请，并告诉自己：我也需要疗愈。而且她意识到需要疗愈的不仅仅是她对离婚的伤痛，还有她的整个生命。她阅读了那份申请，给这位同事打电话，询问她是否可以一起报名自助疗愈互助小组。

"我第一次走进来的时候，"简说，"我也不确定我在期待什么。我们在一个成员的家里，大概有九个或十个人。我以为我只需要一直安静地观察并做笔记就行。直到一个周日下午，互助会结束后，我感觉比我之前坐在家里厨房的地板上的时候要好多了。我学会了体验失去丈夫的伤痛，学会了用爱他的方式疗愈自己。更重要的是，我也学会了爱我自己。"

她开始练习积极的自我肯定：

我愿意感受伤痛。
当我允许自己伤痛时，疗愈就开始了。
即使我很难过，但我爱我自己。

就这样几周后，简开始频繁体验到短暂的幸福。她的伤痛消失了，她感受到从未有过的温暖。她以前从来不知道自己一定要爱自己，也没人教过她这些，因为一直以来她被灌输的思想都是不要轻易表达自己的情感，即使伤痛也不能超过一定的范围。

"从那天开始，"简强调说，"我开始了探索自我（self－dis-covery）以及拥抱自我之旅！"每周末的互助会让她开始积极自我肯定：她所经历的事都是为了她好、让她的生命变得更加完整。她也开始确信，只要走出当前的伤痛，一切都会好起来。

当她回到家后，她在家里每一处都贴上积极的自我肯定。第一个积极的自我肯定来自她儿子：

会好起来的，妈妈！

她也这样写道：

我会伤痛但是我不会深陷其中而无法自拔。

我所经历的一切事都是为了我好、让我的生命变得更加完整。

走出当前的伤痛，一切就都会好起来。

每当她的想法又开始消极起来的时候，她就会走到一个积极的自我肯定的纸条前，凝视着上面的内容，就好像是第一次看到一样。"我会凝视它，"她说，"试着真正接受它。然后坐下来，一遍又一遍地重复。"

卧室镜子上贴的纸条的内容是：

坦然面对离婚。

我很安全。

卫生间里的是：

我爱你，我原谅你。

要帮助她获得内在的智慧，就需要在她伤痛时，帮助她感受到其内在的力量，让她不再饱受伤痛的折磨。她甚至让科里也贴上他自己的积极自我肯定，那样他们就能一起让自己的生命变得更加绚烂多彩起来。他画了很多充满阳光的画，于是简写下了这些积极的自我肯定：

阳光闪闪。
照亮美好的一切。

一年后，这一天又是母亲节，简想到上次母亲节的事，觉得自己很愚蠢，自己竟然相信只有前夫才能在节日给她带来幸福。"我儿子很棒，"她说，"他告诉我：'一切都会好起来的，妈妈！'我跟他说，这是很特别的一天，我为成为他的母亲而感到自豪。然后我们一起出去庆祝。这是我一年前绝没有想过的事。"

对简来说，因为她的儿子还很小，所以母亲节那天，就应该是他丈夫来给她庆祝。慢慢地，会变成丈夫和儿子一起给她庆祝。最终，随着科里越来越大，他也能独自妥善安排母亲节的节日活动。离婚只是加快了这个过程，使简能够在心底感受到她成为母亲的喜悦。通过这个方法，她的心灵变得更加纯洁，这是一次有意义的人生经验。她意识到成为一位母亲使她的生命更加完整，而不论是与她的丈夫还是与她的儿子一起庆祝。当简感受自己的伤痛时，她明白，不论多难过，她都会永远陪伴着自己。

当伤痛变得复杂

尽管我们努力承认、尊重伤痛和疗愈，但生命有时候还是会给我们一个下马威。

鲍勃（Bob）和玛里琳（Marilyn）都是 40 多岁，他们结婚已经 20 年。鲍勃是一个闲不住的人，他总是喜欢出去挑战一切他能做到的事。而玛里琳只喜欢待在家里，和鲍勃一起出席社交活动不是她的兴趣所在，慢慢地，他们开始各过各的生活，只是在晚上休息的时候看到彼此，互相简短总结一下各自的一天。很快，各过各的生活让他们感觉好像他们只是室友而不是夫妻。

玛里琳开始想要出去看看这个世界，她意识到她确实想做一些事情、去一些地方，但是这些事情和地方并不是鲍勃感兴趣的。玛里琳仍然爱着她的丈夫，但是她知道他们的婚姻走不远了，她想和他分开生活。当她提出她想离婚时，她最害怕的还是来了，他们用了一年的时间来协商离婚的事。虽然鲍勃觉得他们没必要离婚，玛里琳也愿意试试继续在一起，可是并没有用。最终，她在离婚协议书上签上了自己的名字。

离婚手续办妥后，他们还是朋友，但是处于伤痛中的鲍勃无法转换思想，他一直认为有一天，他们还会在一起的。

离婚后一年，无法想象的事情发生了。鲍勃在上班时心脏病突发，急救人员快速将他送到医院，把他救活了。不过当他醒来时，虽然看起来很好，但是大脑受损造成他短暂性的失忆。他记得过去的一切，但是却完全忘记了近两年发生的事。

鲍勃的朋友希望他能慢慢地记起一切，前几个月，玛里琳也一直陪在他身边照顾他。这让人想到一部著名的电影《初恋50 次》（50 *First Dates*）①，由德鲁·巴里摩尔（Drew Barrymore）和亚当·桑德勒（Adam Sandler）主演。电影里，德鲁·巴里摩尔饰演的女主短暂性失忆，所以每次和他的爱人（亚当·桑德勒饰演）一起出去，就好像他们是第一次约会。而在鲍勃和玛里琳的故事里，鲍勃因为脑损伤，忘记了一切关于他们离婚的事，认为他和玛里琳还是夫妻。随着鲍勃的身体慢慢恢复，玛里琳去陪他的次数也越来越少，他每次都会问她去哪里了，而她不得不一遍遍地告诉他：他们已经离婚了。

"如果我真的是一个好人，"玛里琳告诉她自己，"我就应该回到他身边，假装我们一直是夫妻，好好照顾他。"几天后，她觉得自己应该对他说谎，让他相信他们还在一起，但是她并不想欺骗鲍勃。离婚后，她曾幻想自己会找到幸福，但是现在她认为那是不可能的了。她觉得自己处于永远也赢不了、改变不了的状况中，结果，她那些消极的想法让她更加不幸福。

你怎么看呢？你觉得她应该对鲍勃说谎然后回到鲍勃身边吗？当发生这样的事时，很有必要把你的心理定势（mindset）——"我不会再幸福了"改变为：

---

①　译者注：电影讲述的是因车祸失忆的女主和痴情男主的浪漫爱情故事。

任何情况下我都能找到幸福。

无论我们还是不是夫妻，我都会再找到幸福的。

　　　　　　—

如果玛里琳在这件事里能够让自己保持完整而充满爱，那么，经过这件事之后，她总能找到幸福的。她努力尝试这样做。当她放下"应该"而开始寻找幸福的时候，她就能带着好心情去见鲍勃了，而他也很快不再问他们的婚姻的事了。也许是因为她不再对鲍勃的问题感到焦虑不安，所以他不再需要答案，他心里已经有答案了。

现在，鲍勃仍然没怎么回忆起这几年发生的事，但是他发现了新的生活。当一切发生之后，玛里琳终于在这段离婚中找到了平静，而鲍勃似乎也找到了平静。她说她现在非常幸福，她很高兴这么多年后他们还和彼此联系。

背叛的伤痛

在不讨论背叛的情况下，我们无法真正探讨失恋和离婚。虽然背叛本身很难理解，更难理解的是被背叛有时候能让我们成长得更快。

如果你认为被你交付自己的心以及灵魂的某人（这个人了解真正的你，或者说你认为他/她了解真正的你）背叛了，那将是一件非常可怕的事。这个人肯定对你很重要，你将真实的自己暴露在他/她面前，而他/她现在却和别人交心。或许这种背

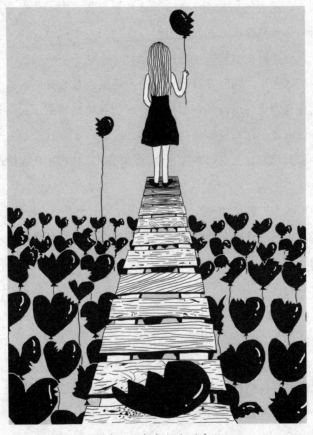

任何情况下我都能找到幸福。

无论我们还是不是夫妻，我都会再找到幸福的。

叛才持续一个小时或者一晚，或许已经好几个月甚至好几年了。

人们处理这类伤痛的第一步往往是：背叛是如何被发现的。是你的爱人跟你坦白的吗，或者是意外发现的？你有求证吗？其实，尝试去寻找蛛丝马迹只会让你更受伤，因为你会用这些背叛的蛛丝马迹再一次伤害自己。你的另一半或许是第一次背叛你，但是因为这些蛛丝马迹，你会在你脑子里一遍又一遍演示他们的背叛。问问你自己，你是不是天性总爱怀疑，或者那个消息真的让你惊讶吗？你是不是在想我早就料到了？这还挺有意思的，在你发现蛛丝马迹之前，回想一下你过去是怎么做的、怎么想的，这有时候能帮你看清你在这件事中所扮演的角色。

实际上，你是如何发现的，对疗愈你的伤痛没有一点帮助，相反，它只会导致你消极看待这件事。当你非常伤痛时，不要期望你能改变背叛，让爱人回心转意。有时候，几个月后或者几年后，人们就能够坦然回顾过去了，能够说出："我很容易怀疑。我觉得我是在期待它发生，某种程度上，我知道我们的婚姻不会长久。"然而，很多人不赞成这个观点，因为他们认为，只要你用了"我知道"一词，那就意味着被背叛的那个人才是罪魁祸首。我们真正想说的是，虽然我们都不想经历背叛，但是我们的灵魂却可以通过它得以净化和疗愈。

现在是处理伤痛的第二步，我们不是要深陷伤痛中而无法自拔，而是要弄明白背叛，然后对之释然以疗愈自己。被背叛的那个人第一反应往往是问："你还爱我吗?"一方面，这是在询问对方；另一方面，这是在深度自我评价。我值得被爱吗？我对你重要吗？你真的在乎我吗？虽然这很难理解，但是你的爱人的行为并不能决定他/她是否还爱你。

这是一种精神智慧，如果在一段感情中有片刻的真爱存在，那就是真爱。也就是说，如果你曾在某一刻感受到爱的存在，那么你们的爱就是真爱，背叛以及其间发生的任何事最终都会消逝在爱中。几年后，当离异的他们再次遇见彼此时，他们往往会意识到爱是永恒的，一切不愉快都会成为过往。你还会喜欢你的前任，因为你是他/她的过去的一部分。

但是记住，如果你很不安，那你就还没有意识到这一点（或者很快就会意识到）。如果真是这样，我们希望你会把你的不安看作让你释放掉一些愤怒的契机。毕竟，你的愤怒并不能真正伤害到你的另一半，它只会伤害你自己。

黛西（Daisy）和克利夫（Cliff）在一起已经五年了。他们的婚姻总是分分合合，不过大多数时候是在一起。黛西认为如果有一天他们的性生活不和谐了，那肯定是她的错。她知道她这几年不应该性欲过强，她一直期待着他们能像正常夫妻那样，有一天她能说出这样的话："今晚不行，亲爱的。我有点头疼。"

然而让她惊讶不已的是，克利夫对她说："今晚不行，亲爱的。我很累。"当然，刚开始这不是一件大事，但是慢慢地，他的借口变成了他背疼、工作很累，等等。

当黛西的消极想法定型后，她就开始自责。她认为，如果克利夫不再想和她有性生活，那肯定是因为她不像过去那样有吸引力了。

所以黛西有一段时间精心打扮自己，因为她认为或许是因为她在家太随意了，也不化妆，穿的都是宽松的睡衣而不是精致性感的睡衣。她不知道在这段婚姻中她要怎么做，但是她不想做一个懒女人。

然而在她精心收拾自己几个月后，克利夫甚至比以前更加没有性欲。每当她提出这一点时，他就会说："别这么傻，亲爱的。这是自然现象，夫妻间都会经历的。我还爱你，一切都很好啊。"

"这跟你看起来是不是美丽动人没有关系，"黛西的朋友告诉她，"我们刚结婚那会儿，我们会发现这个男人非常有趣。他说的每一个故事都是不重样的、有趣的。但是几年后，他开始总是重复那几个故事。黛西，你要像你们刚见面那样对待克利夫。"

因此，黛西开始重新认识克利夫，重新发掘他的一切。她对他的每个故事都给予积极的反馈，就好像他的老故事是新的、令人兴奋的……但是什么都没改变。最后，在他们已经 11 个月没有性生活的时候，恼怒的黛西说："克利夫，为了吸引你，我什么都做了，你没看到吗？我去健身房、一直化着妆、穿着性感睡衣在你面前转悠，我尽一切努力，让你感觉自己很男人，让你感受到我最感兴趣的是你。看在上帝的份上，到底是因为什么？别再是头疼，或者是很累、工作压力大之类的理由了。

你是不是和别人睡了？"她吼了出来，没有考虑后果会如何。

她的丈夫低着头。

黛西很震惊地说："你为什么低着头？天啊，你别告诉我你真的出轨了。真是这样吗？"

"对不起。"他说。

黛西无法相信她听到的："她是谁？"

"我的秘书。"

"你的秘书？这还能更加老套点吗?!"

经过争吵、分居后，最后他们离婚了，黛西发现自己深陷被背叛的伤痛中而无法自拔。几个月后，她不再否认，而是感到前所未有的愤怒。她每时每刻都在想，他怎么能在欣赏着别人的身体的时候，让我去健身房，让我努力为他塑造好身材？这个混蛋让我每天一醒来就冲进卫生间梳妆打扮，他让我觉得自己不够好，或者让我觉得他真的是工作压力很大。

她的自我对话每天都在变化，不过基本内容都没有变，基本都是与这些有关：我发现他说的那些愚蠢的故事很有趣，即使我已经听过一次，我还愿意再听他说一千次。后来她的伤痛转变成自责：我竟然愚蠢地认为如果我变得好看了，他又会变回原来的他；我竟然愚蠢到为他而活；我竟然愚蠢地担心他！

意识到所发生的一切是很重要的。处于伤痛中的我们要明白我们改变不了过去，但是我们可以改变看它的方式。就过去而言，黛西可以改变她的想法，她没有必要把精力都放在丈夫背叛她的事实上。我们知道这做起来很难，但是非常值得去做。

不是说你要否认被背叛的事实，而是你要集中精力在自己的力
量上。与其认为克利夫背叛了我，还不如这样肯定自己：

无论克利夫做什么，我仍然充满爱。

或者当她在心理上责骂自己的时候，与其认为自己非常愚
蠢，还不如这样想：

我本质是好的。

与其认为整段婚姻都是背叛，还不如这样对自己说：

我们爱过彼此。
只是婚姻并不意味着永恒。

最终，她能做到更加积极地自我肯定：

其实，没人能背叛我。
现在的我已经看透背叛了。

随着黛西不断地积极的自我肯定，她开始感受到很多阻抗。
她需要明白这些积极的自我肯定是她想要达到的程度，而不是
她本身已经达到的程度。出现阻抗意味着她还有很多愤怒需要

释放。因此除了要重复这些积极的自我肯定，她还需要尊重自己的愤怒、允许自己经历愤怒，只有这样她才能释放它们。

她找到了平静，明白为了让自己的样子最好看、身材很完美，她做了所有的努力。但是在挣扎阶段，有些女士会常常问自己："如果我没有放任自己，他是不是就不会背叛我了？"或者："如果我坚持化妆、穿着性感的衣服，他是不是就会一直对我感兴趣了？"最后她们会到达伤痛的抑郁阶段，并意识到：即便如此，她们的配偶还是会背叛她们。那些背叛与她们自己无关。

真正的背叛是我们忘记我们自己以及我们真正的自我价值。最后，不管别人表现得很好或者很糟，我们还是可以守住我们的自我价值。想想在那段婚姻中，有时，我们会降低自己的标准、将就着、委屈着自己。或许我们为了让配偶重新回到自己身边，而做了所有的努力。因此，我应该原谅自己，让自己从受伤的那些事的束缚中走出来。

当你原谅 15 年前背叛你的前任时，不是意味着伤害别人没有关系。相反，你明白他/她只是犯了个错，每个人都会犯错，你也不再认为你自己或者你的婚姻是个错误了。

走出伤痛，到达慈悲

莫莉（Molly）想象着离婚后她能够开始一段新生活。她知道她不仅仅只是想要摆脱愤怒和痛苦，她想要的更多，所以她努力寻找积极的方法，来克服当前发生在她生命中的消极事件。她开始相信，为了让生活更完美，她自己在生活中创造了背叛经验。确实，她花了很多时间、做了很多努力和不断的自我原谅，才真正接受事实。让我们看看她是如何做到的。

他的丈夫迈克（Mike）背叛了她，跟莫莉离婚后，便立马与另外一个女人住在了一起。由于这个失去让她太痛苦了，她情愿尽一切努力让自己好受些。一个朋友建议她尝试用爱疗愈伤痛，要意识到爱是为了疗愈痛苦而存在的。她也提醒莫莉要善待她自己。

莫莉回忆她当时的消沉："开始我一整天躺在沙发上，整天放同一部电影。我连续很多天让女儿吃生玉米饼，因为我对任何事都打不起精神。每天早上淋浴的时候我都会哭，以此来减少痛苦。然后，我开始告诉自己，我做得多好啊。我决定快刀斩下自己的颓废，因为我要好好爱自己。"

"现在我明白了我所经历的一切一直在帮助我意识到这一点。不是要从外界获得爱，而应该从内部获得爱，我要爱自己。我一直在努力自助，阅读所有有用的书，听所有正确过自己人生的方法。不过，这不是一次思想之旅，而是一次心灵之旅。"

在被背叛之前，莫莉从来没有怜悯过自己。她总是苛刻地批评自己、压抑自己，所以也难怪她会向外寻找爱了。她给自己建了一座厚厚的防御墙，以致于任何沮丧都不能伤害到她，同时也阻挡了一切爱和生命。她想用这座墙来保护自己免受外界残酷现实的摧残，但是她还是深陷痛苦之中。

"爱是生命的黏合剂，这是我以前从未真切感受到的，"她说，"爱一直在那里，但是我没有让自己意识到它。当我苛刻地评价自己的境遇，对自己说：'看吧，你就是一个被鄙视的女人、可怕的母亲、被丈夫抛弃的可怜虫。是你让他离开了你！你活该痛苦一生。'这是我在反抗我自己。我需要被背叛，这样我才能开始新生活，而不再认为生活就应该一成不变。"

"我允许自己相信好事就要来到；允许自己密切关注自己；允许自己经历翻江倒海的生活；允许自己为当前的境遇祈祷。"

不久之前，莫莉在治疗师的办公室里，第一次直面那个前夫背叛她而好上的女人。她说："实际上，我很感激她。如果不是她的出现，我的人生也不会展开，我也不会对自己、我的生命、他人的生命以及我们所经历的一切有怜悯心。那个女人让我相信我的生命。心碎、背叛、失去、悲伤、伤痛……所有的一切都让我能够相信自己的生命。"

她是怎么把曾经视为糟糕透顶的一切变成生命的馈赠？随着莫莉不断地积极自我肯定，她慢慢接受了所有生命的馈赠。"当我放下执念做自己后，我就不再是生活中发生的一切不如意的受害者了。虽然我的大脑不以为然，但是我的心会指引我前进。那个女人是我生命之旅中一个必要的角色，即使不是她也会是其他女人，我必然要经历这些来成长。"

对莫莉来说，好像她不值得拥有这么多爱。但最终，她能够将自己和每个人视为神圣的、温柔的、有爱的、耐心的以及可以原谅的，所有这些都是她以往所没有的。就这样，她终于承认她要为她生命中所有的麻烦负责，也意识到这才是关键。

"不能因自己的麻烦责怪任何人、任何事。"她说，"我月复一月地挣扎着去接受这个新理念。"让她明白她应该为自己的生命负责，而不是为她的痛苦去责备他人，对她来说太激进了、太难以接受了。但是她想获得平静，那就意味着要放下对自己以及他人的执念，也意味着要放下孰是孰非（那个女人是"错的"，因为她伤害了莫莉），她真正开始相信生命在助她走向完整。她明白了她可以给自己很多怜悯心，她也终于能够放下"一定是她做错了"的执念。

莫莉不再与自己作对，也不再认为世界在与她作对，所以她决定相信遇到的每一个人——亲密的朋友、偶然认识的人甚至是"那个女人"，都是她人生电影中的一个必要的部分，正是因为他们，才推动她的生命朝向完整发展。因此，她充满感恩。

"当我遇到'那个女人'的时候，"莫莉说，"我会告诉她我曾经被伤得很深，因为我坦然面对我的过去。我还会为曾经想伤害她或者希望其他人憎恨她而道歉。我很感谢她，我也非常感谢我自己。我会犯错，她也会。只是因为我那时太受伤太痛苦了，所以才会希望全世界都憎恨她以及她所做的一切。之前，我以为如果她也很痛苦的话，那我的痛苦就会减轻，但是，事实上，我是通过原谅她，才让自己放下执念得以自由。我是一直等到我真正准备好能够面对她，才去见她，以前的我还是害怕的。"

"老实说，面对这个女人真的不是一件容易的事，我甚至还为此哭了一个小时。但是我希望自己是完整的，并恢复生命的原貌，希望生命会继续教我慈悲为怀。我选择了慈悲，那么，我所做的一切都是为了让自己慈悲为怀。"

莫莉可以使用这些积极的自我肯定：

这或许对所有人来说是最好的。

我应该有一个绚烂多彩的生命。

我所经历的一切都是让我走向慈悲为怀。

我的人生会越来越美好，我经历的一切都是美妙的。

正如莫莉证明的那样，当我们疗愈自己的时候，与之相关的所有人的思想和心灵都会上升到一个更高的水平。

把孩子放在第一位

你的过去，特别是你的童年塑造了你的很多想法。你曾花时间去疗愈这些在你童年时代形成的消极想法吗？而在你离婚的时候，你也不会考虑到你的孩子，别忘了他们一直以来坚信爸爸妈妈会永远在一起，而父母离婚，他们也会处于伤痛中。

离婚后，多关注孩子并给予他们更多的爱是很有必要的，如果不这样，你的自我检视就会变成自我放纵。恩爱时，你自然会卸下自己的防御墙，但是离婚后，你又会把防御墙筑得更加牢固。

这些墙实际上是什么？它们是隔离其他人的屏障。当离婚涉及到孩子，你需要想想，虽然你筑起自己的防御墙来让自己免受前任带给你的痛苦，但是你的孩子也被你隔离在墙外，他们也正处于伤痛中，并试着穿过这些墙，而孩子并不知道为什么你将自己隔离起来了。如果你让这些消极想法支配着你，那隔离也就免不了会出现。为了疗愈你与孩子的隔阂，你必须重新爱你的孩子和你自己。然而，这不是一件容易的事，尤其在你相信筑起防御墙能够保护你的时候。

我们拿洁琪（Jackie）来做例子，她的婚姻惨淡地结束了。她和她前夫马特（Matt）对彼此都有深深的伤害、未说出口的愤怒以及憎恨。

去年（2013 年）十二月的圣诞节，他们离婚了，这是他们认识后第一次各自单独过圣诞节。洁琪对马特非常生气、憎恨，但她非常想和他们不到两岁的女儿阿曼达（Amanda）在一起。洁琪认为这是她女儿一生中一段特殊的时光，如果在这样一个充满纪念的日子里不能和她在一起，那简直让洁琪生不如死。她感受到前所未有的痛苦和纠结，一想到他们不再是夫妻，她的心就特别疼。

所以她和马特达成协议：洁琪上午照顾阿曼达，马特下午照顾阿曼达。而她和女儿不得不在中午分离，一想到这儿，洁琪就很焦虑，她整天都在想办法让自己不为没法全天和孩子在一起而感到难过。在她伤痛的那段时间，她尊重以及感受到了她的失去，但是她也需要明白，她的未来可以变得不一样。

　　她说："我一遍遍地祈祷，我需要一个充满力量的积极的自我肯定，因为我不想愤怒也不想难过。然后突然有一句话击中了我：

　　我原谅你，我放你自由。

　　"我觉得我一天重复这句积极的自我肯定不下一千次。当我想起前夫的时候我会说，没事时我也会对自己说。我知道我常因为愤怒和怨恨而自责，甚至因为责怪他人而自责。"

　　想想洁琪是多么不安，但一般人很难一边祈祷一边怨恨，所以她一天重复一个积极的自我肯定不下千次后，她就没时间不安和心烦意乱。对洁琪来说，这句积极的自我肯定是管用的。

　　"几天后，"她说，"我的思想到了一个新境界，我备受爱的鼓舞，终于知道我想做什么。我邀请马特在圣诞节那天上午和我的家人一起度过，在他接阿曼达去他那之前，他们可以一起度过。我跟他说他也可以拒绝和我们一起过半天圣诞，不过他很乐意加入我们。我很清楚如果他也加入的话，全家人都会很乐意。之后，我发现我放下了。"

　　她的前夫立马答应了，然后他们度过了完美的一天。洁琪意识到她女儿最开心的还是和全家人在一起，和她的爸爸妈妈在一起，而洁琪最开心的莫过于看到女儿脸上洋溢着甜蜜的笑容。

　　洁琪也对那天上午感到很惊讶。"真的非常神奇，"她说，

"看到他们在一起，我开始感激我的前夫，我也理解了他出现在我生命里的作用，而且对我们的女儿来说，他一直是个好爸爸。真是完美的一天，不过不止如此，当到了马特和阿曼达离开的时间时，我发现我的心情不再那么沉重了，反而轻松自由了。没有枷锁，也没有悲伤，只有爱和感激。我送他们到车上，和女儿说再见之后，我拥抱了前夫，并感谢他能来。我祝他圣诞快乐，祝他和女儿相处得愉快。我是很认真地说这些的。"

洁琪发现积极的自我肯定给那天的很多人的生活带去了爱和开心。洁琪还意识到幸福不仅是她的功劳。如果阿曼达那天不在，那对大家来说可能就又不一样了。

疗愈离婚的伤痛

如果离婚了，大部分人会去找造成他们离婚的原因，想知道谁对谁做了什么。但是记住，那只是你人生的一个小插曲。活着的意义在于探寻你的爱、你的人生以及你的灵魂之旅。你的目标不是处理伤痛，而是去看到未来的幸福，去移除所有横亘在你和你的幸福之间的障碍（于你无益的事）。

你不得不寻找原谅你的配偶的方法，虽然很艰难，但它最终会让你解脱。心怀怨恨就好比你正在服毒，却诅咒对方死于非命。即使因为第三者的介入导致你们离婚，也要尽你最大的努力去原谅他/她。原谅所有相关的人可能是难以想象的挑战，但是你的意愿是开始一切的关键。

我愿意去原谅。

在疗愈离婚的伤痛时，你必须对自己的生命负责。为了获得真正的疗愈，并允许伤痛疗愈自己，你不能认为自己是受害者。在你的婚姻、爱情中，发生的一切你认为是错的或者不好的事，都有一个共同点——那就是你。每件事发生的时候你都在场，所以你要负一定责任。即使你在一件具体的事里找不到自己要负责的那部分，也许放宽眼界，你就会发现一些事实，原来为了让你进步和成长，你的灵魂让你经历了这么多事情。

终究，你要给予自己一直在寻找的爱。那并不意味着我们在要求你用自爱来填满自己，而让你不再需要或者不想要其他关系。我们希望如果你能在自己的内部找到爱，这样你就不会像一个需要被填满的空储水罐一样出现在人生的下一篇章里。相反，你会成为一个充满爱的完整的个体，你可以把爱带到生活中的点点滴滴里，带给你遇到的每一个人。

伤痛能让你哀悼所有失去——梦想破碎或婚姻的希望破灭，然而，当你可以坦然接受所发生的一切时，你就会发现伤痛也能更新、重建、改造自己。你现在有机会创造一个全新的自己。离婚后，你想成为什么样的人？不要让他人以及你的过去来搅和现在的你，去成为你想成为的那个你。这是新篇章，你有机会重新开始。如果你认为：对我来说，重新开始已经太迟了。只需要知道这只是一个想法而不是事实。只要你还在地球上，那重新开始就永远不迟。下面是能助你开始的好方法：

想想那些描述你离婚后的感受的消极词汇，比如难过、无助、悲哀、无爱、无欲等。

在纸上写下它们，再把那张纸放进信封里，然后找一个仪式来帮助你真正放下它们。务必做一切那一刻你认为应该做的事。你可以对着信封祈祷，也可以选择烧了它。最后，你就会放下这些词汇，开始明白它们并没有表达出真正的你。

下一步，想出所有能够描绘你的感受以及你可以成为什么样的人的积极词汇，也将它们写下来。记住，它们也许不一定是真的，但只要是对的、能表达出你想成为什么样的自己就行。比如：

迷人

勇敢

备受鼓舞

讨人喜欢

有价值

有激情

坦诚

风趣

亲切

爱冒险

当然，还有很多其他词汇——只要你觉得合适就行。完成之后，为每个描述你的单词造一个"我很……"的句子，这样你才能真正地让自己完全沉浸在其中（让自己相信自己就是那样）。比如：

我很迷人

我很勇敢

我很受鼓舞

我很讨人喜欢

我很有价值

我很有激情

我很坦诚

我很风趣

我很亲切

我很爱冒险

誊写这些句子，到处贴上它们。吸收它们，活成它们！记住，下面的积极自我肯定可以在你想到你离婚后的生活时，帮助你保持前进的方向：

我只在乎我未来生活的积极的可能性。

　　你可以把离婚看作生命的一个阶段。你可以认为它是好的，也可以认为它是坏的；你可以把它看作一段悲剧，也可以把它看作一次成长。所有的婚姻都是成功的，无论它们持续了多久。没有哪个前任可以掌控你的未来，能掌控你的未来的只有你自己。

　　只有看到你的未来会幸福的可能，你才会好起来。只要放下和前任的过去、学会原谅、把孩子放在第一位，你就可以看到未来的幸福。如果你对离婚的信仰被某种宗教信仰笼罩着，这或许是找到你的宗教信仰中好的一面的好机会，因为有些人的信仰很美好，而有些人的信仰却不利于成长。离婚能让你体会到生命价值，而不是让教条成为你的桎梏。

　　离婚是一种结束，但它也是一种开始。记住，种瓜得瓜，种豆得豆，你关注什么，什么就会成长。你是想活在过去，还是想活在当下以及拥有爱和幸福的无限潜能？

第四章

天人永隔

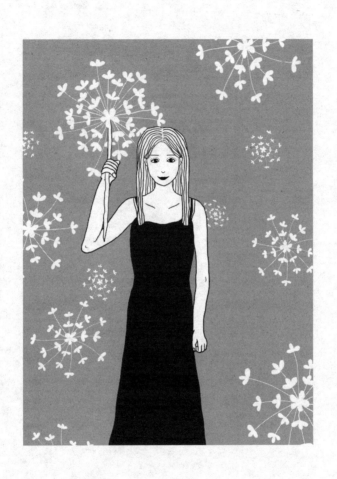

　　每个人都经历过失去，但是爱人去世却会让人感到无与伦比的空虚和撕心裂肺的悲伤。

　　我们之所以检视死亡的意义，是因为死亡对生命来说非常重要。有人认为死亡是最终打败我们的敌人——一个可怕的、残忍的、打败我们的自然法则。如果你对这些想法深信不疑，那么你的人生将毫无意义。但是，如果你明白你来过这个世界，并且留下过精彩的瞬间，当你的时间到了，你就离开这尘世，那么你的人生将更有意义，而你的死也会变得有意义。

　　你必须记住，虽然你的爱人离开了人世，但是你的生命还要继续。他们的灵魂将在一个崭新的、意想不到的世界里继续生活。在某种程度上，你可能会觉得他们还活在你的心里，没错，他们确实还活在你的心里！他们活着的时候你珍惜他们，那么他们死后，你必然也还会爱他们。

　　你的失去以及伴随的伤痛是独一无二的、具有个人色彩的、不同于其他人的。别人或许会与你分享他们自己失去的经历，来与你建立共情，这也是他们知道的能与你建立共情的唯一方法。但是，对你来说，你的失去反映了你曾经历的独一无二的爱。你的伤痛正是对这份爱的反映（爱来过的证据）。每一滴眼泪都证明你曾深深地爱过、珍惜过，因此没有人应该或者想要将它从你身边夺走。

在你伤痛时，也会伴随着神经症和恐惧。如果没有意识到这一点，你可能会把矛头转向自己，进而攻击自己，这也是为什么你必须要学会关注自己的想法。虽然你的想法能让你暂时好受些，但是慢慢地，它们也会将你束缚在你的伤痛中，增加一些本没必要的痛苦。走出痛苦的唯一方法就是经历痛苦，你必须感受到痛苦的存在，这不是说停留在伤痛中，也不是说用伤痛的方式生活。伤痛时还能感受到爱的唯一方法就是要时刻明白自己在经历失去时是如何对待自己的。

是时候让自己不再内疚了

赖安（Ryan）和他的妻子金姆（Kim）在法学院遇见彼此。金姆在图书馆勤工俭学，而赖安经常去图书馆自习。后来，赖安从下午改到晚上去图书馆自习，而金姆在图书馆的工作时间也正好就是晚上。所以金姆觉得，这个男孩要么是一个非常爱好学习的学生，要么就是喜欢她。

每天晚上，她都要在 9：45 的时候走到赖安座位旁，告诉他："还有 15 分钟就要闭馆了，同学，是时候走了。"

直到一天晚上，他回答道："我们是时候一起去喝杯咖啡了。"

不久之后，他们把咖啡约会变成了晚餐约会，后来就成为了男女朋友。毕业后，他们就顺利结婚了。金姆的妈妈是一位教师，所以金姆主攻教育类官司并不奇怪。她的案子大多数都是有关保障儿童权益的，不过偶尔也处理非法解雇诉讼。赖安从事的则是地产法类的官司。

他们一起抚养了 3 个孩子，并在五十多岁的时候，一起去巴拿马运河（Panama Canal）旅游 10 天。一天下午，在船的甲板上做完日光浴之后，金姆就去洗澡了。洗澡时，她突然发现自己的胸部有一块肿块。由于很确定之前并没有肿块，她有点担心，同时又很恼火，竟然在她正准备好好享受她的假期的时候出现这样的事。她决定暂时不跟家人说，因为她觉得应该不会有什么事，而且也不想让丈夫徒增不安。她知道她可以处理好自己的担忧，能够做到现在对它置之不理，但是赖安就做不到，他肯定会立马急得一团糟。

当他们旅行结束回到家时，金姆跟一位妇科医生约好去检查一下，但是她还没有跟赖安提这事。她决定在拿到体检报告单的时候再告诉她的丈夫。不幸的是，检查结果不是她所期望的。她很快被诊断为乳腺癌第四阶段，她和赖安都很受打击，因为金姆一直都有定期检查身体，她之前从来没有发现身体有什么不对劲的地方。怎么会跳过前三个阶段直接进入到了第四阶段的，这让他们很是费解。

即使费解，他们也立马开始采取治疗措施。金姆开始接受最有效的化疗，同时也做其他辅助治疗。尽管金姆的身体对这些治疗还吃得消，但是金姆常对赖安说："我觉得直接死了都比承受这些要容易些。"经过几轮的化疗之后，金姆需要做进一步检查。她做了好几项检查和一次正子扫描（一种可以显示癌细胞是扩散了还是减少了的技术）。令人难过的是，检查结果显示她的癌细胞正在恶化，化疗没起一点效果。

金姆的一位主治医生建议他们可以考虑临终关怀了，但是赖安和金姆觉得这太突然、太草率了。他们认为还有很多努力可以做，他们想尝试一切可以尝试的方法，不想这么早就放弃治疗、宣判死刑。他们咨询了很多其他医生，但是得到的回答都是一样的。最后，金姆和赖安不得不承认她的身体大不如前、金姆已经无法照料自己了，他们无奈地叫了家庭护理。金姆本来担心自己会不喜欢有护士在自己跟前转，这让她觉得自己的隐私完全被侵犯了，而幸运的是，来的是一位很可爱的护士。

一天，她告诉她的丈夫："答应我，当我的时间到了的时候，你要放我走。"

"好，只要来世我们还能在某处以某种方式再次相遇，"赖安回答道，"但我不希望那时发现你正在与其他人约会。"

经过几周的疼痛控制和症状控制后，金姆有些精神了，感觉比之前几个月好多了。她和赖安开玩笑说："谁会料到临终关怀会让我感觉好多了啊！"

　　接下来的几个月里，金姆的行动还是比正常情况慢，但是自从停止化疗之后，她整个人都感觉好多了。他们甚至还说等她恢复得不错，或许都可以不用护理了。但是在不用护理之前，她突然变得更加虚弱了。医生说她的癌细胞又扩散了。

　　随着身体越来越虚弱，金姆的生活逐渐黯淡，她能活动的范围也越来越小。赖安每天都陪在她身边，他们约定好来世无论彼此成为什么样的人，无论在哪里，他们都要再次相遇。金姆再也无法起床，只能卧病在床，最后，她失去了意识，昏迷在病床上。临终关怀的护士来的次数越来越多，赖安知道他的妻子就要走了。他对金姆说："是时候走了。"正如他们在图书馆时，金姆对他说的那句话："该走啦。"他在金姆耳边低语："我会好好的，你放心去你需要去的地方吧，我们还会再见的。"

　　但是，当金姆身体开始衰竭、生命体征越来越弱时，赖安之前平静的行为却发生了戏剧化的转变。他开始乞求金姆："不要离开我！你不能走！你必须要坚持住！你要好起来！"

　　然而，几个小时后，金姆还是去世了。

　　一年半后，赖安坐在他的丧亲互助组（bereavement group）里，陈述他一直以来的困扰："我难以承受这种伤痛，因为我搞砸了。金姆和我约定好当她的时间到了，我就要放她走，要明白我们还会再相遇的。但是当她真的要去世时，我变得非常恐慌。我乞求她不要走，就是没有遵守我们的诺言。"

　　赖安忘记了他只是一个普通人：生命是很宝贵的，而他深爱着他的妻子。在她去世之前，他可以说："时间到了的时候，我会放你走的。"但是当那一刻真正来临时，这些话并不是他真正想说的。他觉得羞愧，为自己说出他心里真正想说的话而自责。他感到非常内疚，并且认定妻子对自己很失望。

在他的互助组里，他被问道："如果金姆是那个在你病床前陪伴你的人并且对你说'不要走'，那又会怎么样呢？你是会把这看作她没有信守承诺的表现，还是把这看作她太爱你了而无法和你说再见的表现？"

生命是慈悲的、不带任何评判的，它知道我们所说出的话背后的本意，因为它关注的是我们内心里真正想说的话。生命听到的不是赖安拒绝放他的妻子离开，而是他对金姆的爱，即使他一直对自己重复说："我说了那些话，所以我搞砸了一切。"

赖安成功克服了他的伤痛，每当他对这件事感到不好受时，他都会用一些积极有爱的想法帮助自己，如：

我不能这样说，因为我的爱是如此明显。

如果这样想不起作用，赖安就会重复对自己说：

我没能放金姆走是因为我深爱着她。虽然她已经走了，但是这份爱还是会继续，无论她在哪里。

现在，我用我所有的爱放她走。

有关生日、周年纪念日以及节日的伤痛

生日、周年纪念日以及节日往往会代表着你和别人一起。但是当我们所爱之人不再与我们在一起时，会怎么样？这些特殊的日子是见证我们共同生活的里程碑。虽然没人能改变爱人已去世的事实，但是在经历失去爱人后，我们如何看待这件事，却会影响我们之后的生活。

蕾蒂纳（Regina）是一位单亲妈妈，她非常宠爱她的女儿康妮（Connie）。康妮五岁时，她的爸爸就离开了她们。从此她们俩就开始了相依为命的生活。因为蕾蒂纳是一位大型连锁银行的营销顾问，所以她的工作时间比较自由，可以合理安排时间来多陪陪女儿。

除了圣诞节和除夕，她们最喜欢的日子是生日。蕾蒂纳的生日是 1 月 19 日，而她女儿的生日是 3 月 16 日。随着年纪的增长，生日对蕾蒂纳并不算什么大事，她只是想利用生日向康妮传达：她很感激康妮的出生，并为康妮能来到她身边而感到高兴。

当康妮还很小的时候，基本都是蕾蒂纳的朋友参加康妮的生日聚会。但是当康妮上学后，她开始邀请自己的小伙伴。一天，康妮问她妈妈："为什么我们不庆祝你的生日啊？"

蕾蒂纳说："这是小孩子的活动。"

"难道你出生的那天不重要吗？"康妮反驳道。

"哦，也不是，但是……"

康妮打断蕾蒂纳说道："你朋友不是还办生日聚会吗？而且你也参加了。"

蕾蒂纳意识到，她并没有什么好理由可以解释为什么她不庆祝自己的生日。所以之后，她们一年举办两次生日聚会，一人一次。康妮很喜欢这样，蕾蒂纳心想，庆祝一两年后，这件事就会过去的，毕竟举办生日聚会太费神、太麻烦了。

但是几年过后，蕾蒂纳发现她很喜欢举办两次生日聚会。

25 年后，康妮 30 多岁，蕾蒂纳也 50 多岁了。康妮结婚了而且也有自己的小孩了。蕾蒂纳在郊区买了一栋小房子，离康妮家大概一个小时的车程。她把房子收拾了一下，开始在那里经营自己的小型营销顾问工作。这么多年，她们还保持着一起庆祝彼此生日的习惯。

又过了 15 年，生日聚会的传统改变了。改为康妮和她的孩子们（也就是蕾蒂纳的外孙们）每年辛苦接送蕾蒂纳的朋友们来家里参加蕾蒂纳的生日聚会。而蕾蒂纳的朋友们都 70 多岁了，所以生日聚会变简单了，蕾蒂纳自己也更喜欢简简单单地喝点咖啡、吃点蛋糕的生日聚餐。

蕾蒂纳 72 岁生日那天，她和往常一样招待她的朋友们以及家人们。只有一个新客人，就是新搬到她隔壁的邻居，她的邻居说道："我从来没有见过哪个女儿为自己母亲的生日如此兴师动众。"

蕾蒂纳和康妮讲起以前康妮还是个小女孩而蕾蒂纳还是单

身妈妈的时候的事，并解释了生日聚会的由来。

但是一年后，蕾蒂纳开始觉得虚弱乏力，而且经常感到很累。她没有什么精神，并经常胃疼。她的医生对她进行全面详细的检查后，确诊她患上了胃癌。

三月初，康妮带她的妈妈去医院做第二轮化疗。一天，蕾蒂纳进行化疗时，她环顾了一圈化疗室，对她的女儿说道："你的生日马上就到了，我可能不能和你一起庆祝了。"

"妈，别傻了，我可以把生日聚会办到这里。我注意到护士站有 7 把椅子，我们为什么不直接在这儿庆祝呢？"

蕾蒂纳回答道："我猜我们可以用化疗室的 4 根杆子来挂气球。"说完，她们大声笑了。

那天晚上，康妮就和她丈夫格雷格（Greg）商量怎么举办即将来临的生日。格雷格说："那时候她应该会出院，她可不想你取消你的生日聚会。如果她很快就觉得累了，那我就送她回家。"

可是蕾蒂纳开始发烧，医生推迟了她的出院时间，直到治好感，蕾蒂纳才能出院。但是医生找不到感染源，几天后，她的情况变得更糟了。医生解释说他们已经给她用了很多种抗生素，但是她的身体已经开始出现感染了。医生担心她可能会出现呼吸困难。

打完几个电话后，康妮告诉她丈夫："我取消了生日聚会。"她每天晚上都守在她妈妈的床边，白天其他亲属以及朋友都会过来陪蕾蒂纳。当蕾蒂纳最后失去意识昏迷不醒时，康妮整日整夜守在她身边。一天，一个朋友探完病准备离开时，她问康妮有什么是她能帮忙的。

"谢谢，你能来这儿就已经足够了。"

"如果我明天不能来看你，"她的朋友说，"记住，我希望你生日快乐。"

康妮突然想到明天就是她的生日了。"哦，对啊，我都忘了，"她回答道，"我会跟以前一样，和我妈一起庆祝生日的。"

她让她的一个朋友明天给她送一些气球来，因为她确定蕾蒂纳会为了生日而醒过来的。她的朋友纷纷打来电话表示关心，除了来医院给康妮庆生，也想顺便来看看蕾蒂纳。生日当天，康妮让她的丈夫、孩子以及一些比较亲密的朋友在医院给她庆生，内心依然希望她的妈妈能早点醒过来。

到了下午 3 点，护士频繁进出蕾蒂纳的病房，这无疑是在一遍遍地向康妮传达重要的信息：她母亲的情况很不好。康妮意识到她母亲的病情又加重了，然后医生走过来跟她说："你也明白，你母亲的情况很不好，我们需要把她送到重症监护室（ICU）。"

"我得陪着她。"

"当然，你可以进去。"医生回答道。

在重症监护室待了几个小时之后，康妮意识到她母亲就快不行了。然后，在没有任何通知的情况下，急救医生就冲了进来，要求她站到一边，这样他们才能开始心肺复苏（CPR）。蕾蒂纳的心率降得很快，几分钟内，心跳就停止了。蕾蒂纳去世了。

后来，康妮对她的朋友所说的话感到很惊讶，因为她的朋友说："噢，天啊，很抱歉听到你母亲在你生日这天去世。"有的说："你的生日就这么毁了。很遗憾你母亲的去世将总是与你的生日联系在一起。"但是康妮并没有这样消极地看待这件事。

之后的几个月里，她开始思考大家对母亲在她生日当天去世的消极理解。她的丈夫问她："为什么你看待这件事会不同于其他人？"

"人们认为我妈活着的时候与我的生日无关，但是一旦你意识到她在我生日那天生下了我，你就会发现这样的想法有多愚蠢了。他们深信，我会因为她在我生日那天去世，而在以后每年的生日那天都伤心地想起她。但是我认为我的生日代表着完整的循环。她在我生日这天让我来到了这个世界，而我在这天送走了她。这是她送给我的最特殊的生日礼物。"

有多少人都是消极看待爱人去世的日子？我们是不是觉得他们的去世彻底毁了一个特殊的日子或者节日？想想康妮是怎么看待这件事的，她母亲的去世一点都没有毁了她的生日，相反，这件事让她的生日更加富有意义。

我们选择的想法会深刻影响我们的内部世界。"毁灭"和"丰富"这对反义词就会造成完全不同的影响。遇到康妮的情况，我们当中很多人可能会说："我永远都不可能再过上一个快乐的生日了。"或者："从现在开始这件事将会如一团乌云一样永远笼罩着我的生日。"但是相反地，康妮会这么认为：

我用爱来铭记我的母亲。

我怀着爱和感激之情来庆祝我的生日。

我的生日和生活因为我的母亲而变得不一样。

今天，我会庆祝我的生日，同时也庆祝母亲给予我生命。

　　在亲人甚至爱人去世后，纪念他们的忌日往往更让人痛苦。遭遇失去后，我们会纪念这些特殊的日子，比如我们会将所爱之人去世的那天当作其忌日。刚开始，在忌日当天祭祀逝去之人是很痛苦的，这种痛苦可能只会维持一个月、六个月或者一年甚至更久。而在这之后，每逢所爱之人的忌日，你能感受到的就是怀念和爱，而不再是痛苦。

　　艾德里安（Adrian）一直不知道在她母亲的忌日那天到底该怎么做。她尝试让自己保持忙碌，也试过去旅行……她尝试用一切办法来分散自己的注意力。但都不起作用，她还是无法摆脱痛苦。最后她明白走出痛苦的唯一方法就是经历痛苦。她决定从那次开始，每年都去给她母亲扫墓。

　　以前每当她母亲忌日那天，艾德里安坐在她母亲墓碑前，放声哭泣，来释放所有的悲伤。她发现当她的眼泪顺着她的脸颊流到地上时，感觉好多了。但是今年她很惊讶，她还是坐在母亲的墓碑前，但是却哭不出来了。第一次，她想起她的母亲时只有爱，而没有痛苦。她被这一现象震惊到了，她很想知道是哪里出错了。因为她已经允许自己放下和充分悲伤，所以她已经达到了一个新的、充满爱和安宁的境界。现在她很感激她的母亲，感激她母亲在她的人生中出现过。

在所爱之人的忌日那天纪念他们，能让你尊重自己的伤痛，让你重获力量和勇气，而纪念他们的忌日也是在尊重他们。一年前或者很多年前，你或许还不是现在的你，但是生活已经发生改变了，过去的你也永远地改变了。你经历伤痛并疗愈了自己，让过去的自己成长为现在的自己。这是一次神圣的转变，而不是对彼此心灵的伤害。

今天，我尊重我所爱之人。

这次忌日，我会怀着喜悦和感激来怀念他/她。

节假日大家总是一起过，当你失去某个特殊的人时，你的生活不再有庆祝这些节假日的激情。节假日只会放大你的失去，因为它会让你更悲伤、感到更加孤独。很多人认为他们深受他们的回忆的伤害，但是没必要这样绝望。你完全可以决定自己如何回忆你所爱之人，也可以决定自己如何在节假日尊重他/她。

对有些人来说，对这些节假日视若无睹就行了，但是，对其他人来说，要学会控制这些节假日怎么过才行。你不必按照以往一贯的方式去对待它们，因为简简单单重复一些没有意义的扫墓活动是徒劳的，那只会让你感到更加孤独。

玛丽（Marie）的丈夫去世后，她和她的女儿像很多其他家庭一样继续努力生活。幸运的是，玛丽一直留意自己的感觉，

如果有什么不对劲她也能察觉到。而且她也知道伤痛需要时间
来疗愈。

"节假日对我们家非常重要,"她说,"但是自他去世后,在
这些节假日里我们什么都没法做。所有的节假日对我们来说都
是提醒我们他已经不在了的重磅炸弹。我们试着再去过这些节
假日,想着还能像以前一样度过这些节假日,但是很快就发现,
我们无法在没有我丈夫的情况下像以前一样过这些节假日。这
简直太困难了,太让人难过了。"

"我们勉强度过了第一个圣诞节,因为我们对自己说:'好
了,我们能够独自过圣诞节了。'第二次圣诞节时,我们开始装
扮圣诞树,花了一周的时间挂好装饰品。我们首先需要的是留
时间给自己去伤痛,而不是先尝试开心起来。由于我们还是很
难过,于是我们达成协议,这几年先不过圣诞节。我们敢肯定
当我们走出来之后,将会开始一个新的传统,过一个不一样的
节日。"

当玛丽和她女儿还在伤痛时,玛丽没有选择强制让彼此开
心起来。她知道对她们来说,这样做是对的,她告诉女儿要尊
重她们真正的感受,尊重自己并不想过节的想法。玛丽甚至说
不过节让她们彼此更加亲近了。后来,经过一段时间的疗愈后,
玛丽和她的家人又能重新过圣诞节了,当然,不是按以前的方
式过圣诞,而是以一种新的方式。

玛丽并没有想,可以假装这一切都没有发生,一切都很好;
也没有告诉自己,即使我们现在很难过,还是可以过一个愉快

的节日。她认为：

在没有任何形式的压力压迫下，我们会再次真正开心起来的。

你或许会觉得，你做不到像往常一样真正开心地过节，你也做不到假装什么事都没发生。但是你可以给你的失去留下足够的时间和空间来疗愈，让失去成为节日的一部分。或许可以在饭前为你的爱人祈祷，或者为他/她点一支蜡烛。这是一个面对你的爱人已经去世的简单动作，却反映了你心中永恒的爱。给你的失去一些时间，面对失去往往比抵触失去要简单得多。

你可以这样想：

即使这是第一个没有我们母亲参与的感恩节，但是我们仍然会在吃饭前说出她的名字，用爱缅怀她。

我们以姐姐的名义点这支蜡烛，向她传达我们的爱。

让我们一起分享仍然活在我们心中的我们所爱之人的生前趣事。

你的想法或许会变得消极，并因此而变得很伤心。这都是正常的人性。你或许每天都会思念你的爱人，或许会觉得孤独。此刻，你只需要关注你一直不断重复的想法。重复消极的想法会让你陷入不尊重你所爱之人或者不尊重你自己的泥潭。

　　有时候，我们所爱之人的去世与节假日联系在一起。也许你的丈夫在情人节前一天，或者在母亲节那天，亦或在父亲节那天去世。或许你永远也忘不了你的丈夫正好在复活节或者逾越节①那天去世，又或许他在除夕夜或者独立日前后去世。从此，这些节假日将永远不再与往常一样，因为这些节假日成了他们已经去世的标志。即使你所爱之人并没有在哪一个特殊的节假日前后去世，但是你还是会回想起那是他最后一个感恩节或者最后一个圣诞节。有些人认为那是他们最后的一个节日，但是有些人却不这么认为，不管哪种情况，之前愉快的节日从此会永远改变。但问题是，是把这些节日变成让你缅怀他/她的节日，还是成为让你痛苦的世界末日？

　　即使你会认为你可能再也不能享受节日，这是很正常的，这些节日当然会与之前不一样了。但是，很多人能重新看待过去那些节日，并从中找到新的意义所在，他们明白要让这些节日成为爱的象征而不是成为失去的象征。

　　经历失去之后，这些节日就像你曾走过的最难走的路，虽然难走，但你还是可以独自战胜它们的。真正重要的是看到隐藏在失去中的爱。

　　这次过节，我会更多地尊重其中的爱，而不是为失去伤痛。

---

　　①　译者注：每年的圣历（犹太历）正月十四日黄昏，是犹太人最重要的上帝的节期，也是初代基督教最重要的上帝的节期。

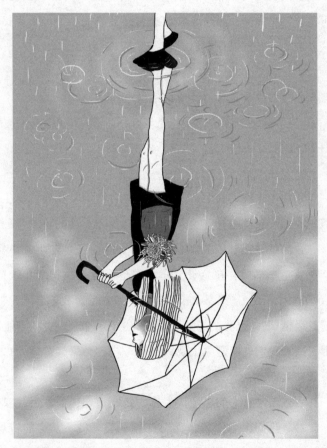

这次过节，我会更多地尊重其中的爱，而不是为失去伤痛。

节日是快乐的人生旅途的一部分，你可以集中精力关注你曾分享的爱和回忆。最终，你会选择记住你曾经度过的节日里最美好的部分。

试着用积极的话语来解释，因为有些话语可能会折磨你，也可能让你更完美。虽然失去的痛苦会让你受伤，但是积极的想法以及心态却可以疗愈你。

现在我们用最温馨的爱缅怀你。

责任和自责

当死亡走进我们的生活，我们会很自然地寻找死亡发生的原因。我们想知道的是，这是误诊、自我毁灭性的行为、一时疏乎导致的结果吗？因为我们无法接受死亡已经发生的事实。甚至在发生车祸后，在急诊室里，你也能听到医护工作者问："她系了安全带吗？"当某人被确诊患上肺癌后，我们会问："她是不是吸烟？"如果我们能找到死亡发生在我们所爱之人身上的原因，或许我们就能避免出现跟他们一样的结果，那样死亡可能会远离我们。

在西方国家，人们总是认为死亡是一道选择题，但其实并非如此。从我们出生开始，我们就签下了一份不知名的协议：我们总有一天会死。哪里有阳光，哪里就有阴影；哪里有生命，哪里就有死亡。认为我们不会死或者我们能阻止死亡，都有点狂妄自大。

　　在热门电影《土拨鼠之日》（*Groundhog Day*）① 里，主人公菲尔（Phil），由比尔·默瑞（Bill Murray）主演，每天都重新活在相同的一天。通过这样的经历，他成功改变了自己处理生活的方式，他努力改善自己的人际关系、学习一切、享受生活。电影阐述了当发生的事情无法改变时，菲尔却能以不同的方式去回应，最终，土拨鼠日终于过去了。

　　当他遇到一个无家可归的人死去后，菲尔决定要改变这个人的命运。在他第二次又重复这一天时，他试着给那个无家可归的人一些钱。然后，菲尔还带那个流浪汉去了饭馆，请他吃了饭，但是这一切都无法改变那个流浪汉死亡的命运。菲尔尝试了一切方法，而那个流浪汉还是去世了，菲尔才明白，无论他怎么控制他的生活，他都无法控制死亡。

　　但是很多人深信，如果他们改变自己的行为，他们或许就不会死。关键不是说我们饮食规律、多锻炼，或者做出健康的选择，就能免于一死；而是无论如何，我们终会死。但是我们为了努力地活着，就该好好吃饭、定期锻炼、做健康的选择，因为这是我们在以有益的方式对待自己的身体。如果有人反驳，我们可能会说："你应该这样做，因为它们对你的身体有益。"它们可能会延长你的生命，但是不要是因为你希望逃避死亡，而按照如上所说那样做。

————————

　　①　译者注：该电影讲述的是气象播报员菲尔执行任务偶遇暴风雪后，停留在前一天却始终无法再前进一步，开始了他重复的人生的故事。

提醒自己，你需要尊重你的健康，但不要因为生了任何病而责备自己。你要做的是找到生病的原因，实际有效地关心一下自己的病情，但是那并不意味着如果你生病了，你就要自责，也不意味着如果你即将死去，你的人生就很失败。

谁的错

有时候，事情发生后，我们的第一反应往往是责备是谁犯了错。

安妮塔（Anita）是一个 19 岁的大学生，主修舞蹈。她的室友加室长凯西（Cathy）也学舞蹈，但是凯西就要毕业了。安妮塔喜欢凯西，因为凯西有点像大姐的样子，而且还很热心，她总是帮助处理同学间的争执，并且能让他们很快镇静下来。

一天，安妮塔在回寝室的路上，遇到了凯西的男朋友伯特（Bert）。"嗨，你看到凯西了吗？"伯特问她。

"今天还没有看到呢。"

"如果你看到她，麻烦告诉她我在咖啡馆等她。"

当安妮塔回到宿舍看到凯西时，她把伯特的话传达给了凯西。

"谢谢你。"凯西说，并准备去见他。

大概一个小时后，安妮塔听说在去商场的主道上发生了一起重大交通事故。是凯西被一辆轿车撞了，并且当场死亡。

安妮塔第一次听到这个消息时，她非常震惊，而且非常受打击。而随着时间的流逝，她认为，如果她没有告诉凯西伯特在咖啡馆等她，那她现在就还活得好好的。

葬礼上，安妮塔认为自己要对她朋友的死负很大的责任。虽然没有人这么说，但是她就这么认为，而且她也跟其他几个朋友说过这件事。她的一个朋友告诉她："那不是你的错，你也不知道接下来会发生什么啊。"

另一个朋友说："你只是做了伯特请求你做的事，你是个好人。"

安妮塔知道她们说的是事实，但是她还是觉得要负责任。她不断告诉自己当时她应该闭嘴。很快这句话——"如果我没有告诉她，凯西就还活着。"——就像一个复读机一样不停地在脑中重复。安妮塔还很年轻，她在这件事上很天真，并认为实际上是她导致了凯西的死亡。"在我插手之前，一切都好好的。""我肯定是个不幸的人。""因为我的介入，让事情变得更糟了。""我会给一切带来不幸。"她一遍遍地进行这些消极的自我肯定。"我就是一个不幸的人。"她说。

这件事之后，安妮塔很快就辍学了，并且开始对人际关系感到非常恐惧。接下来的五年里，她的生活犹如地狱。随着从一个地方搬到另一个地方、不断地被辞退并不断努力尝试各种工作去养活自己，她渐渐地和所有她认识的人都失去了联系。

一天，辗转多地的她又回到了当初那所大学所在的城镇，又回到了所有一切的起源地。命运安排般地，她遇见了伯特，他已经硕士毕业，并且在他的母校任心理教师。伯特不知道安妮塔发生了什么，因为人们辍学的原因有很多。但是在他们开始交谈之后，他就知道了安妮塔的人生一直在走下坡路。

"安妮塔，凯西的死与你无关。如果你非要那么想的话，那应该是我的错，我不该请求你转达我的话。但我知道我从没有想过要故意害死凯西。"

"当然没有，"安妮塔说，"我知道你非常爱她，所以别人为什么要认为是你的错呢？"

"为什么我会觉得这不是我的错，而你却觉得是自己的错？"

安妮塔突然明白了，也意识到自己对自己所做的一切。从那时开始，安妮塔和伯特成为了非常好的朋友，伯特尽自己最大的努力帮助安妮塔看到她的想法是如何搞垮她的，而不是凯西的死造成她现在的这个样子。

最后，安妮塔开始相信凯西的死与她无关，并且她还与其他人分享伯特的话。因为当初伯特和安妮塔的处境是一样的，所以伯特的话比其他人更有说服力。安妮塔意识到她的想法才是关键，她把自己的伤痛变成了自责，将一切归咎于自己。

在自责这场博弈中，没人能赢，没人能达到平静。我们所爱之人绝不希望他们的死会毁了我们的生活。死亡只是提醒我们曾付出的爱以及已经离我们而去的生命。生命是一份宝贵的礼物，我们应该好好利用我们余下的生命来尊重那些已经去世的人。

如果我们真的能够控制他人的生死，那我们肯定会选择让他/她活着。想想安妮塔和凯西，如果给安妮塔这么一个机会，她肯定会选择让凯西继续活着。但是凯西已死，这个事实说明：凯西的生死不是安妮塔能够掌控的。

> 我要负责的只是我自己的生命。
> 我的生命是一份礼物。
> 我让自己放下所有内疚和评判。

放下消极的想法

杰克（Jack）去公司跟所有人告别，他非常兴奋，因为他就要和他的妻子一起旅行一周了。他向他的同事保证，他绝不会在休假期间还想着任何有关工作的事。同事们知道，这对他来说是一个难得的机会，因为作为知名度比较高的连锁酒店的总经理，杰克已经很多年没有放假了。

杰克走了，他的同事都祝他旅途愉快，希望他不要再担心酒店，不用再担心饭菜是不是上得及时、客房打扫得是不是干净、前台运行得是不是顺利。已经过去 4 天了，在没有他的管理下，酒店的一切运行得都很顺利，很明显他的在场不是很重要，而所有人都为他们在杰克旅游的情况下所做的工作感到自豪。

之后有电话打到酒店来了。杰克在船上心脏病突发，当场死亡。他的同事花了几天才消化了这个消息，公司总部派来一个心理顾问对他们进行员工心理辅导。员工的谈话内容反映了他们在面对这样的情境时是如何处理伤痛的。

厨房经理金姆（Jim）说：“我不会休假的。”他又说道："说真的，杰克不应该休假的，可他还是去休假了，结果呢？他死了。"

客房服务部经理珍妮特（Jeanette）说：“生活是如此悲哀，杰克才刚开始享受人生，就发生这种事情。”

另一位经理朱莉（Julie）说：“杰克人很好，他总是尽力做到最好，在他终于到了可以去实现自己的愿望的年纪时，他却走了。”

所有这些陈述都是消极的理解。我们可能会觉得他/她死得太突然，我们可能无法理解这是为什么。但是这些消极想法会怎么影响我们的生活？如果每一个逝去的生命都给你带来一堂人生的课，那又会怎么样？我们能回顾杰克的人生并发现人生的功课吗？他的同事可能会说他很爱他的工作。我们是不是能这样说：

杰克能够在他有生之年做他想做的事，这已经很了不起了。

如果我们评价他（其实是在评价我们自己），我们能看到他没有花很多时间去享受生活，所以我们可以说：

杰克的生与死提醒着我们，要活出一个均衡的人生。

从杰克身上我们还能学到另一门人生功课，我们要花时间
问问我们自己：

现在的生活是我想过的生活吗？

如果我明天就死了，我有没有什么遗憾？

这真的是我想过的日子吗？

在还来得及时，我能做什么积极的选择？

当我们检视责任和内疚时，杰克的生与死都在提醒我们要
活得平衡。对他的同事来说，他的死既可能造成他们自责，也
可能会导致大家的思维模式变得消极。此时，要让他们知道，
他们有两个选择，一个选择是认为：你反正是要死的，为什么
还要去度假？另一个是：我的生活是一份礼物，我想充分珍惜
我的工作，也想充分珍惜我的假期。

杰克的故事告诉我们，要过我们想过的生活，同时给自己
时间去伤痛。如果我们让自己经历这些感受，那伤痛会变得怎
么样？如果我们感受它们并且允许悲伤如春雨般洗涤我们，然
后继续去经历下一个感受，那又会怎么样？这并不意味着我们
要抛下对那些已逝之人的回忆以及爱，而是，我们要做到每次
想起他们的时候，我们心里的某块地方总是暖暖的。

尊重你的伤痛

当我们开始意识到我们不需要对所爱之人的死负责时，我

们可能会问："那我们要对什么负责？"答案显然是我们要对自己的生命负责，也就是说，我们也要对我们的伤痛负责。那我们要怎么为我们的伤痛负责呢？我们要尊重伤痛。从玛莎（Martha）的故事里我们能学到宝贵的一课。玛莎是临终关怀医院的一名护士。

玛莎出席过一个病人的葬礼，葬礼在医院小教堂举办。她的新上司阿莉莎（Alisha）在葬礼快结束前赶来，她惊讶地发现玛莎已经泣不成声。她担心玛莎的生活会因为一个病人的去世而这么毁了，她在心里想，可能是玛莎一直没有休息过的原因，她应该给玛莎放个假。

葬礼结束后，阿莉莎走到玛莎身边问她是否还好。

"我还好。"玛莎努力让自己平静下来后回答道。

"我很担心你，"阿莉莎说道，"我知道你照顾这个病人已经很长时间了，而你看起来真的非常痛苦，你还能回去工作吗？"

"是的，我可以。"玛莎说道，"当一个病人去世，我会让我自己完全地感受所有的悲伤。那样我就能重新再开始工作。我想完全感受当下所有的悲痛，而不是把它们留到下一次再感受，或者留到下一个病人去世时再释放。"

这个护士说得很对。我们常常认为，如果我们释放所有的悲伤，我们可能会被压垮。所以我们经常会发现，有些人的失去会引发过去旧的伤痛，那些我们曾经没有充分处理的有关失去的伤痛。如果我们允许自己为每一个失去充分伤痛，那么我们的生活会发生怎样的变化呢？那样我们就能真正感受那一刻的悲痛，并且继续前进，迎接下一个出现在我们生命中的情感。如果我们尊重伤痛，不仅仅只是感受悲伤，那样我们就能少受一点苦。

因为失去是真实的，所以伤痛是真实的。伤痛的每个阶段都有其独特的重要性，犹如逝去之人那般独特而唯一。我们以为我们想逃避的是伤痛，但其实我们想逃避的是失去带来的痛苦。如果我们允许伤痛发生而不是用我们消极的想法去干扰它，那么伤痛就能成为最终让我们克服痛苦的疗愈过程。

让伤痛浮出水面

当你暴露出你对伤痛的最初想法，你会感激你和逝者一起度过的时光，而不是始终将注意力放在消极的一面上。那样你就有可能发现很多隐藏在其中的礼物。

处于伤痛中的你，很难想象失去能带来什么好处。安慰一个正处于伤痛中的人时，一定不要试着给他们指出一线希望。因为当你失去深爱之人时，你根本看不到任何希望。你能发现的只是随着时间的流逝，你接受了这个失去，你可能也会发现其中更深层次的意义。参考库伯勒－罗斯的伤痛五阶段理论——拒绝、愤怒、挣扎、沮丧、接受，这一般叫作"第六阶段"。

第六阶段会以各种方式呈现，但是就其本质而言，它是一种积极的自我肯定。悲剧虽然发生了，但是隐藏在这些悲剧后面的积极的自我肯定可以是这样的：

我不是这次悲剧的受害者。

我会从这次经历中得到成长。

坎迪·莱特纳（Candy Lightner）就是一个通过失去以及伤痛而成长的一个很好的例子。

坎迪·莱特纳在她13岁的女儿被酒驾司机撞死的那年，建立了反对酒驾妇女协会（MADD）。坎迪每晚都很痛苦，她成为这件事的受害者。因为这是一起重大交通事故，大家都觉得很遗憾，但是她却做了不一样的选择。她将她的一生致力于提高民众反对酒驾的意识以及要求更严格的法律来预防酒驾，保护人们免于酒驾造成的不必要的死亡。

当我们放下指责，拿起责任感，你会发现很多意想不到的东西。最意想不到的是伤痛的力量。虽然我们无法总是意识到伤痛的疗愈力量，但是它们的力量很惊人。它的神奇程度不亚于遭遇交通事故后进行的抢救或者一次重大外科手术。伤痛改变并重塑了一个受伤的生命并疗愈了一个受伤的灵魂。

回想你身边亲密的人经历的重大的失去，想想他/她经历失去后的生活。然后再想想一年后的他/她、两年后的他/她 。如果他/她能放下自责和内疚，并且对他们自己的伤痛负责，那么就会发生意想不到的转变。如果疗愈没有出现，很可能是因为他们的消极想法对真正需要进行的疗愈干扰得太多了。下面是一些积极的想法：

包含爱的伤痛总是有价值的。

包含爱的伤痛总是疗愈的。

应对自杀

自杀可能是你要处理的最难的失去。在挚爱之人自杀发生后，有几个关键点要想一想：自杀的这个人并不"坏"；他/她的灵魂很痛苦；因为某种你不知道的原因，这个灵魂选择离开它的肉体。

虽然你可能会认为你还有什么事情要做，或者你漏掉了什么事，但务必要相信这个大慈大悲的世界会一直照看着你的灵魂以及它的成长。如果你的想法或信念告诉你：他/她的自杀是一个巨大的错误。你的心里要明白上帝一直照看着所有的灵魂以及它们的成长。上帝从来不会弄丢、忘记或者搞错任何一个灵魂。

德里克（Derrick）从事预防自杀热线工作已经有十年了，这是一份无偿的非盈利性的工作，预防自杀热线的接线员一般都是志愿者。白天，他是一家税务公司的会计，并且经常有人问他："你是怎么坚持一直做预防自杀热线工作的？当你没有成功让一个打进热线的想要自杀的人放弃自杀，那你要怎么办？"

德里克可能会说："我祖母曾说过：'如果每个人都将自家门前打扫干净，那么这个世界将变得更加干净。'"他对这句话的理解是：不要管太多事，只要尽职做好眼前的工作就行了。"我把这句话应用到我自己的生活中，"他说，"以及我在自杀热线的工作中。我只考虑自己的互动、反应以及说出的话就行了。那才是我唯一能控制的东西。其他人怎么做、怎么想，那是他们的自由。那里从来不是我能指手画脚的地方。"

"这个世上只有三个地方：我家门前，你家门前以及上帝家门前。我能做的只有专注打扫干净自家的门前：充满爱、尊重以及理解，用友好和同情对待每一个求助者。而其他人怎么处理我传达出的信息，那是他们的事。而谁生谁死，那是上帝的事，是它家的门前。"

说到自杀，它本身并没有对错之分，因为那是我们的自由。生是我们的自由，死也是我们的自由。在你还活着的时候，你要确保你还爱你自己。哪怕你现在的境况并不好，也不要丢失信念，因为你很好并且值得被爱。

你要做的是检视自己的想法以及感受。如果你发现你能共情别人的挣扎，你可能会为已经去世的爱人感到欣慰，他不用再承受那样的痛苦。一些有用的积极的自我肯定是：

我所爱之人不用再承受这样的痛苦了。

我所爱之人的灵魂得到了释放和自由。

就你的失去而言，为爱人之死感到内疚并认为你对爱人之死要负部分责任的想法是不正常的，即使你认为你错过了他们曾给你发出的信号或者警告。如果是这样，试着练习下面的积极自我肯定：

我要化内疚为力量。

我意识到（此处是你所爱之人的名字）开始了他/她的灵魂之旅。

你可能会非常生气爱人如此对你，但是你不是自杀的受害者。无论在什么情况下，这个人的死都与你无关。有时，它还能让你发现感情的真谛，让你认识到什么是你能控制的、什么是你控制不了的。两个积极的自我肯定是：

我释放我的愤怒，并请求上帝疗愈我。

我们的灵魂将永远活在这尘世上。

务必要记住你所分享出去的爱是不会因某个人的死而受伤、动摇或者毁灭。有一天你的灵魂会明白，你以何种方式结束生命仅仅是人生大剧中的一小部分。

这种类型的死亡（自杀）往往需要很多的原谅：

我原谅他/她的离开。

我原谅他/她一生所做的一切。

要知道，你所爱之人在自杀时，他/她的身心都十分痛苦。你可以用爱与同情的心来理解她/他的痛苦。因为每个人都有心烦的时候。那么，用同样的爱与同情来对待自己：我原谅自己没做该做的事；我也原谅自己做了自己认为不该做的。

我原谅我自己的一切。
我知道只有爱是真实的。

但是疗愈你对自己已经做出的行为和自己没有及时阻止对方自杀的内疚，都是非常有必要的，虽然你可能会因为内疚而觉得羞愧，但是你的内疚其实是你的行为的反映。面对所爱之人自杀，我们往往会有很多消极的自我肯定，比如，我不配活着；我是生是死与我的爱人没有任何关系；我们的婚姻、家庭和世界是如此糟糕，以至于我的爱人宁愿死也不愿意继续活着。这些消极的自我肯定中没有一个反映了真实的你。相反，你可以试试这样：

我认识到自己的价值。
无论发生什么，我都是讨人喜欢的。
我的灵魂总是有价值的。
我的感情是神圣的。

最后，最重要的是你要意识到，你并不能为某个人的死而负责。没人能预知每个人的人生功课是什么。你无法预知每个灵魂在它这一生要经历什么样的旅程。你只能挖掘出你内心里那些真实的东西：

我要负责的是我自己的灵魂之旅。

疗愈丧子之痛

据说丧子之痛是一个人所能承受的最具毁灭性的精神创伤之一。在经历这样的失去后，父母要如何走出伤痛、如何疗愈他们自己？做父母的本来就是要对孩子的生命负责，那我们如何能在悲剧发生后，要求这些父母放下他们的内疚感、自责感呢？那样不会显得很麻木不仁、没心没肺，甚至有一种他们乐意见到孩子去世的感觉吗？

对于丧子的情况，疗愈不仅仅是尊重这个失去的方法，而且也对还活着的家庭成员的救赎很重要。就如前面提到的坎迪·莱特纳的故事一样，我们见证了伤痛的神奇力量以及它给我们带来的礼物。即使在失去她深爱的女儿后，为了疗愈她自己，也为了积极地影响无数其他生命，坎迪勇敢地暴露出所有伤痛。再一次，我们想通过另一个案例来说明伤痛具有的巨大疗愈潜力，我们很幸运地遇到一个充满力量的人。我们准备以故事主人公的口吻来描述这个故事，主人公正好也是一位母亲。

事发那天，我儿子跟往常一样开始了他的一天：唱着起床歌、挠着痒、逗他笑，然后穿好衣服，我拉着六岁大的杰西（Jesse）出门见他爸爸，因为他爸爸正要接他去上学。杰西的哥哥 JT 已经 12 岁了，他先一步坐校车去学校了。

虽然我赶着去上班，但是当我给杰西一个大大的拥抱时，注意到他在我车窗上用雾气写了三个字："我爱你。"还用他的小手小心地画了三颗心。我的心都融化了，赶紧冲回屋里拿起我的手机，这样我就能把它照下来了。12月的早晨真的很冷，但是太阳却很亮，我把杰西放在他写下的爱的留言前，然后我摆弄着相机寻找最佳角度，尽量将他和他的留言都照下来。然后，他就去学校了，这是我最后一次见还活着的他。

杰西在桑迪胡克小学上一年级。那天早上，也就是2012年12月4日，一个患有精神病的年轻男子跑进学校里，枪杀了我珍贵的杰西还有其他19个孩子，以及6名教职工。后来我被告知，杰西是因为勇敢地挺身而出解救他的同学而死的。尽管这是之后别人告诉我的，但是在我心里，我知道杰西肯定会这么做。他认为他的勇敢和无私可以让大家转危为安。

我站在杰西小小的白色棺材后，在他的葬礼上致着悼词。然后，很多人过来安慰我，问我是否有什么需要他们帮忙的。这整个悲剧因一个精神失常的年轻人的愤怒想法而起，所以我建议每个人把他们愤怒的想法转换为有爱的想法。毕竟，转变想法就是一个选择题，我们要做的只是选择另一个想法而已。从一天改变一个想法开始，我相信我们的想法会越来越有爱。随着时间的流逝，我的朋友，甚至一些陌生人不断告诉我，这个办法如何积极地改变了他们的生活，而且他们现在是如何向他们的家人和朋友传播这些话的。这只是一个简单的选择，但是它却有足够的力量去改变生活，甚至可能改变世界。

为了尊重对杰西的回忆，为了让我自己能够继续好好活下去，我决定用爱和宽恕面对这个悲剧。大家的爱以及整个城镇、国家、世界的支持，都说明了我们可以团结起来，让彼此内心充满爱，拥有战胜一切邪恶的力量。我相信这个悲剧已经让很多生命变得更好了，因为每个个体现在都选择了更加有爱、有怜悯心的道路。

每天早晨醒来的那一刻，我们都面临着选择：我们是选择终日担惊受怕地生活，还是选择充满信念地生活？然后我们内心的天使和恶魔每天都会为此而打架。天使和恶魔都是我们自己，我们要控制每一个自己，这样才能给自己的世界带来光明和爱，而这些需要我们通过改变日常的想法和互动来实现。

任何情况下，死亡是我们人类这一生要经历的最艰难的事。虽然很痛苦，但是我们总是能找到其他的方式来想念以及尊重我们所爱之人。比如，就像我前面说到的，我们需要记住生日、周年纪念日以及其他节日，以此来提醒我们：我们的爱是永恒的。

当你很难处理自己的伤痛，或者很难用爱连接你和你所爱之人时，试试下面的方法：

找一个安静的地方，心无旁骛地坐着。闭上你的双眼，用心感受呼吸，缓慢吸气，再缓慢呼气。

在心里画下所爱之人的样子。看着他开心的样子。

让他的灵魂填满你空虚的内心。看着他闪烁的眼睛、容光焕发的面容。感受到你们之间的连接还存在。现在告诉他你想对他说的一切。如果你能在心里感受到连接的存在，那他也能在他的心里感受到连接的存在。要明白，即使他的灵魂离开了他的肉体，这个连接也永远不会断。

现在静静地听他想告诉你的一切。在你听到他所说的话之后，感谢他与你的连接，感谢他还活在你心里。释放所有的束缚，除了你们心与心之间温柔的交流。

当你准备好了，再把你的意识带回到你的呼吸上，睁开你的眼睛，让你的灵魂回到你的身体里，让自己的心身合一。从你站起来，迈开步子开始，记住你所爱之人与你同在。最终的真相是：爱是永恒的、不灭的。

如果在练习过程中，你想到了什么消极的东西，那就把它当作礼物。你需要原谅他/她吗？他/她需要原谅你吗？你感受到了你一直坚持的自责或者内疚吗？如果答案是"是"，那么记住拥抱你的伤痛能帮助你疗愈自己。

　　当你允许自己充分感受你的伤痛时，你也就开始放下关于自责和内疚的消极思维模式了。不管他/她是怎么死的，你要知道你可以及时找到需要感恩的地方，感激你们能成为彼此过去的一部分。最终，你会意识到这个事实：爱的力量不会因为死亡而削弱。

　　在下一章，我们将讨论对我们影响很大的其他类型的失去——深爱的宠物之死，并同样需要运用伤痛和宽恕，只有这样，我们才能既疗愈我们自己，又尊重和承认这些具有特殊意义的失去。

第五章

尊重爱宠去世

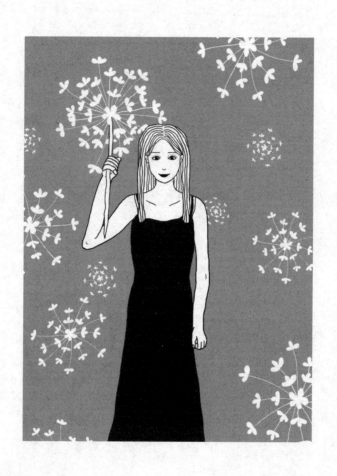

伤痛是生命自然的反应，哪里有情感和牵绊，哪里就有伤痛。我们会为所爱之人去世而伤心，也会为我们不喜欢甚至憎恨的人去世而难过。没有牵绊，就没有伤痛。所以，认为我们不会为动物的死而感到伤痛，这是非常愚蠢的，因为它们与我们其实有着千丝万缕的联系。

我们的宠物和我们生活在一起，与我们共享生活空间，共享家里的每个角落，它们其实已经是这个家的成员之一了。尽管如此，那些为爱宠的去世而感到伤痛的人，往往会压抑他们的情感，不轻易对别人倾诉他们对爱宠的情感。他们本能地认为自己正面临的是一种不被接受的伤痛，而在别人眼里，这种伤痛不值得这样小题大做。有时，当他们倾诉爱宠去世的心痛后，得到的回应却是："哎，它毕竟不是人类，它只是个动物而已。"或："再养一个宠物就行了啊。"

可事实上，来自爱宠去世的伤痛，往往并不像我们想象的那般容易治好。生活在不被认可的伤痛中是非常艰难的。我们之所以会伤痛，是因为我们爱它们，它们用一生的陪伴给予我们最无私的爱。尽管我们已经尽了最大的努力，但我们还是受到社会价值观的影响：我不应该如此难过。但是如果我们让这些想法侵入到我们的思想中，那么我们就会背叛自己内心真正的情感。

我们越发人道地对待爱宠，对它们去世的伤痛就越发复杂。当它们在生命最后一段旅程中非常痛苦时，虽然我们希望能和它们在一起的时间更久一点，但是我们还是选择让它们安乐死，让它们走得端庄而有尊严，在生命最后一程还能感受到满满的爱。但是，有时我们会怀疑自己做得对不对，而这时候，疗愈这种失去的伤痛就变得更加困难和复杂了。

人类对爱宠有着很深的情感，其程度就如喜剧家威尔·罗杰斯（Will Rogers）所说的："如果天堂没有狗狗，那么当我死后，我要去有狗狗的地方。"

用心感受丧宠之痛

艾拉（Ella）养了一条德国牧羊犬，叫蒜头（Garlic）。它之所以叫蒜头，是因为无论艾拉如何努力，都去除不了它的口臭。别人第一次见到它时，都会认为它是一条非常漂亮的狗，绝不可能想到它会有口臭。几年后，蒜头成为邻居家的常客，大家都认识它了。每当有人路过时，不管蒜头是在前院玩耍还是在外散步，他们都忍不住和这只狗打招呼："嘿，蒜头！"

　　当蒜头老了去世之后，艾拉和她的家人想，既然蒜头活着的时候与邻居们相处得很好，那么他们为什么不能告诉邻居们蒜头去世的消息呢？如果让蒜头像一个儿童玩具或者院子里的一把椅子一样从邻居的生活中消失，那也太过分了。如果只有他们自己知道蒜头去世的消息，那么他们会在连续好几周甚至好几个月遇见邻居时，被问道："蒜头去哪了呢？"然后他们就不得不一次又一次地解释。

　　艾拉决定为蒜头写一个讣告，附上蒜头的照片发给他们的邻居。尽管她觉得给每个邻居发邮件告知蒜头去世的消息可能有些过了，但她还是这么做了。而她的家人都做了这样的积极的自我肯定：

　　我们与邻居分享我们的伤痛。

　　令他们惊讶的是，几乎所有人都善良地接收了这则消息。因为有一天，艾拉在一个邻居家的厨房里发现，蒜头的照片就贴在他们家的冰箱上。而更让艾拉和她的家人惊讶的是，他们收到了很多邻居们的回信，他们完全没想到会有这么多的回信。其中一封说："你们不认识我们，但是我们认识蒜头。蒜头每天会在下午 4 点左右来我们家，也就是我们接孩子放学回来那会儿。我们常想，这只狗这么贴心，它的主人也一定很贴心。我们希望能尽快见到你们，以表达我们的同情。"

当人们问到讣告的事，艾拉简单地答道："既然它活着的时候很重要，那为什么它的死就不重要了呢?"这个例子很好地说明了，她把家人的伤痛看得多重，那么其他人就会多尊重这个伤痛。

很明显，周围的一切因狗的去世而改变了。邻居们去埋葬蒜头的地方祭奠它，有人带砂锅菜，有人带馅饼……就好像蒜头是一个人类；还有人以蒜头的名义给宠物基金会捐款。蒜头的死给周围带来了更深远的意义，它让周围变得更加温暖，而且这种温暖持续了很久。

面对宠物的去世，不同于面对爱人的去世。当我们开始养宠物时，我们就自然而然成为它们的监护人。就像小孩子一样，我们要照顾它们、保证它们的安全、给它们吃的、让它感到幸福。它们是我们的责任，这让我们很容易将伤痛转化为内疚，让我们认为它们的死是我们造成的。可事实上，无论我们为我们的宠物尽多大努力，它们还是会在将来某一天死去。下面的故事就是将伤痛转化为内疚的故事。

那天是周三，谢丽尔（Cheryl）摇着她的爱猫蒂米（Timmy）的饭盒，叫它回来吃晚饭。当蒂米上楼时，谢丽尔注意到它走路有点奇怪，好像很痛苦。她的丈夫打电话问周围有没有24小时营业的兽医诊所，但是没有问到。于是谢丽尔和她的丈夫决定陪蒂米等到天亮。

第二天早晨，他们带蒂米去看兽医，医生给蒂米做了几项检查，检查结果显示蒂米出现尿道堵塞。医生说蒂米需要留院观察一晚，不过谢丽尔和她的丈夫可以随时打电话询问情况。医生的话让他们稍微松了一口气。

下午，谢丽尔决定带她七岁的女儿去当地游泳池玩，顺便见见她的朋友。他们下午玩得很愉快，在回家的路上，她决定给兽医诊所打个电话，询问蒂米的情况如何。当她听到蒂米就在 20 分钟前去世时，她震惊到了，不得不把车靠路边停了下来。看来兽医似乎是给她家里打了电话告知蒂米去世的消息，而没有通知到她手机上。

谢丽尔非常震惊，接着又产生一系列消极的想法。她不知道后来是怎么把车开回家的，但是当她回到家后，她就崩溃了。"怎么会发生这样的事？"她一遍又一遍地悲叹着。显然，蒂米的小心脏停止跳动，让谢丽尔和她的家人伤心欲绝。蒂米对他们来说不仅仅是一只猫，它已经成为他们的家庭成员之一，是他们的朋友。

有时，内疚和自责会立即伴随伤痛出现：昨天半夜我们就应该开车去找诊所的，为什么我们没有？是它吃的的东西害了它吗？我们给它喂错了东西吗？是因为我们给它吃了圣诞火腿吗？火腿是不是太咸了？为什么我们没有注意到它喝了很多水？我怎么能在蒂米死的时候还在游泳池快活地享受呢？

他们把蒂米埋在了后院的大树下，之后谢丽尔便起身走开，陷入沉思。一天下午，她开始与心爱的蒂米说话。她告诉蒂米，她非常抱歉没有做更多努力去拯救它。她回忆道："我做了一个深呼吸，突然，我感受到了一种平静。之后我就听到了这句话：'原谅你自己，你没有做错任何事。我知道你很爱我，而且我会永远活在你心里。'起初，我以为这是我自己编来安慰自己的，但是如果真是这样，那为什么我现在比蒂米死后那段日子，要感到更加平静呢？我相信是它在帮我放下心中的内疚和愤怒，放下这些自我防御。"

在谢丽尔接收到蒂米传达给她的信息后，她说："我所感受到的伤痛实际上是一种恩赐，尽管那段时间我并没有意识到。那时的我失去了洞察生命真谛的能力，想当然地按照自己的理解去对待我所爱的那些生命！我曾忘记生命是多么宝贵。伤痛让我们大家更加亲近、团结。我们无条件地爱着彼此，那是我们一生中最重要的爱，我们要坚持无条件地深爱着彼此，就如我们爱蒂米一样！"

她开始做如下的积极的自我肯定：

我原谅我自己，我让我们自由。
我选择接受来自蒂米对我们无条件的爱的恩赐。

几天后，谢丽尔开始感到轻松多了。她明白了这只特殊的猫将永远活在她心里，并且相信他们终有一天会在天堂相遇。

关注我们的想法，对疗愈失去所爱之人的伤痛非常重要；对疗愈失去爱宠的伤痛也同样重要。我们用积极的自我肯定来提醒自己——我们的善良和本质（也就是宠物眼中的我们）。正是这些，才让它们无条件地爱着我们。伤痛时，我们往往会回忆以前，为什么我们没有注意到我们的猫喝了很多水，或者我们怎么能愚蠢到给它们吃不健康的食物。记住，我们的宠物吃过很多东西，但它们并没有因此而死。同样地，它们也曾非常渴过，但它们没有渴死。当我们用扭曲的思想回顾这些事，并把这些事归为害死它们的原因时，只会让我们更加确信自己"很坏"。

蒂米提醒谢丽尔认识到事实真相：

原谅你自己，你没有做错任何事。我知道你很爱我，而且我会永远活在你心里。

当我们和别人的人生有交集时，他们只是我们人生中的过客。我们不知道这个过客会停留一个月、几年还是五十年。同样的，对于宠物也如此。或许最大的不同之处在于，有时候，我们的宠物能感受到生命即将接近尾声。我们都听说过，当狗狗或者猫生病之后，它们会躲起来，把自己隔离起来，直到病好为止。如果宠物能感知到它们的生命即将结束，甚至能感知到致命的意外事故，那又会怎么样呢？下面叫霍默（Homer）的狗狗的故事就是一个例子。

霍默是一只精壮的狗，棕黑短毛，一双棕色大眼好像会说话。它的主人叫安迪（Andy），他永远记得改变霍默生命的那一天。

　　"那天是星期五,"安迪说,"我心爱的霍默,我已经养了它十年了,在我们家门前被一辆汽车撞倒了,当场死亡。它肯定是没有看到那辆车,不然以它对这条路的熟悉程度,肯定能够避开那辆车。我的妻子和我伤心欲绝。我沉思,也每天对着镜子练习积极的自我肯定,我一直都知道霍默就要离开了,也做好准备让自己接受它慢慢地离开,可没想到它就这么突然地离开了。

　　"这件事发生之后我一直在哭,甚至停下不哭不会超过二十分钟。有个周日下午,我找到了一位动物沟通师。动物沟通师告诉我,霍默让她转告我说,它一直试着告诉我它就要走了,但是我总是拒绝接受它传达出的这个信息。她说车祸只是它离开的一种方式,即使没有这辆车,它也会以其他的方式离开的。

　　"霍默还说了,它陪我已经够久了。那天早上我写下了自己的内心经历。我曾与绝望做过斗争、与生活中大多数消极的想法做过斗争,而多数情况下,它是唯一一个看到我哭泣的伙伴。我知道它已经完成了帮助我的使命,因为我不再痛苦了,而它也要去其他地方做其他事了。我感到非常幸福,剩下的日子里,我也不再因它而哭泣。我可以看着它的玩具,看着院子以及所有它曾出现过的地方,感受它曾经在这些地方度过的快乐时光,而不再触景伤情、悲伤难过。"

　　安迪还从他的脸书的个人主页和评论里收到了很多爱心和关怀。

　　"我知道生日那天,脸书上自然会有很多人送来祝福。"安迪说道,"不过在脸书上发布一个宠物的死亡应该不会引起很多人的关注，但事实是它引起了很多人的关注，被霍默感动到的生命远超乎我的想象。我相信它还会继续感动更多的生命。"

当我们的爱宠去世后，跟爱人去世一样，除了充分拥抱失去爱宠的伤痛外，它们还给我们带来了宝贵的一课。安迪曾每晚入睡前都会哭，直到某天入睡之前，他想到还会难过、伤痛，就对自己重复说：

我会记住霍默给我的所有礼物。

就这样，他决定写下从他心爱的狗狗那里学到的所有积极的自我肯定。我们相信他那样做不仅仅是为了霍默，更多的是为了他们自己。

霍默故事的启迪

我将活在当下。

这只狗教会我们当下是最重要的。霍默每天早晨都会跳下床，准备好迎接新的一天。它从不怨恨，也从不沉浸在过去。它像迎接一个老朋友一样，迎接生活的每一刻。

我以第一次经历的心态对待每一件事物。

霍默带着活力、兴奋以及开心面对每一餐、每一个问候、每一次散步以及每一个人。它的能量和热情非常具有感染力，为每一件事庆贺。霍默对生活有着很强烈的渴望。

　　我问自己我想要什么。

　　霍默就像一位禅师：它可以坐下、凝视、乞求、流口水……它可以做到想做的一切，从没有失败过。它的毅力和韧性好到让人吃惊。人们总是无法拒绝给它好吃的、宠爱它、和它一起玩球。

　　我付出以及接受了无条件的爱。

　　付出以及接受爱，成为爱的导管，将爱传递下去。霍默很喜欢其他的狗，但是真正喜欢的还是人类，它经常围着人们到处嗅。没有什么能让它在外散步时被陌生人宠爱，更让它双眼发亮。它真的很喜欢人类。

　　我不随意评判他人，也不随意评判我自己。

　　不要随意评判你自己或者他人。大多数时候，霍默是一个真正的禅师：非常温暖、随和、惬意。它接纳每个人，但从不要求谁改变。

　　很多人相信，当我们死后，我们还会和所有已经先我们一步而去的、我们所爱的人和宠物重聚。我们承认死亡会让你更加完整，而不是让你变得空虚。换句话说，当我们中的任何一人离开人世时，离开只是让我们少一副躯体而已，因为我们还会与所有我们所爱的、异常思念的人在某个地方重聚。

　　让我们想象这样的场景：我们的宠物和往常一样取悦着我
们。再看看它们的脸、摇晃的尾巴；听听它们的吠叫声、猫叫
声、啾啾声、马嘶声或者咕噜声，感受它们所有爱的表达。当
我们死后，我们将多么幸福。

　　我拥抱我的宠物留给我的所有礼物。
　　我感激我们一起经历的一切。
　　我会永远爱我心爱的宠物。

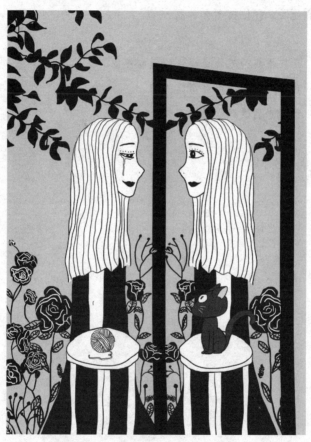

我拥抱我的宠物留给我的所有礼物。

我感激我们一起经历的一切。

我会永远爱我心爱的宠物。

第六章

其他的爱，其他的失去

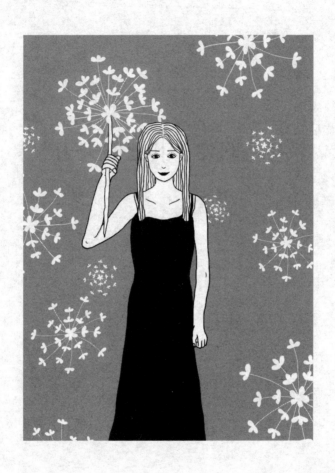

除了分手、离婚以及死亡外，还有很多其他类型的失去，但不是所有类型的失去我们都能感受到其存在，有些失去我们能感受到其存在，并且可以很容易辨识出来，比如流产或者失业；而有些失去却没那么容易辨识出来，比如工作不理想、配偶不完美甚至身材不完美。我们固然要为我们的失去而伤痛，但是有时候，我们还要为那些一直没有实现的事或者不可能实现的事而伤痛。

对很多人来说，这些失去伴随着他们大半人生，而实际上，无论哪种类型的伤痛都需要检视和疗愈。比如说流产，我们很容易注意和袒露这种失去的存在，并且意识到非常有必要为这类失去感到伤痛，知道它们是真正意义上的失去，需要时间来疗愈。那些很难被发觉其存在的失去往往隐藏得很深，正因为如此，我们才会如此痛苦不堪。只有当你允许自己疗愈你的伤痛时，你才有可能发现曾经隐藏得很深的失去，因此，让我们照亮这些失去，意识到它们的存在，允许自己进一步疗愈它们。

不孕和流产

生活中的某些事，我们往往想当然地认为必然会发生。比如，当小女孩在家里玩玩偶时，她们会想象当她们长大后，只要她们愿意，也能生小孩。但是她们不曾料到她们的身体会出现问题，导致无法怀孕或者很难怀上。她们也不曾预料到这件事会给她们带来无尽的羞耻感。如果一个女人无法怀上孩子，她可能会觉得无法完成作为女性的天职，或者觉得会让她的爱人失望。她可能不曾预料到会因为生儿育女的愿望落空而伤痛。

简（Jane）打小就认为她有一天会成为一个非常棒的妈妈。很多年以后，她遇到了一个非常好的男人，叫唐纳德（Donald）。恋爱的时候，他们就互相达成共识，认为有孩子的家庭才是完整的家庭。

结婚几年后，简和唐纳德觉得是时候考虑生孩子了，但是三个月后，她还是没有怀上。她决定再等几个月看看，如果还是没怀上，就去看医生。几个月过去了，她决定去医生那里看看，不过她没有把这事告诉唐纳德。

她的医生给她做了几项检查，检查结果不太好。当简告诉唐纳德是怎么回事后，他也去做了检查，但是检查结果显示不是唐纳德的问题。于是，简开始进行不孕不育的治疗，同时，她的潜意识里也开始了一场消极的自我对话。"我有缺陷"和

"我出了毛病"这两句话开始袭击她的心灵。不过她的丈夫似乎并没有为这件事而感到苦恼，可简却把它看得很严重。

一个月后，也就是三月四号这天，是简的生日。唐纳德送了她一枚刻了她生日的戒指，但是他们发现雕工把日期刻反了，现在戒指上面写的是"4/3"，而不是"3/4"。简很喜欢这枚戒指，而且打算把日期改过来。只是，她一直没有去执行，因为她有更重要的事要做。

她很兴奋，因为她终于怀上了。终于，她的世界又回归正常了，她很快就会有宝宝了。但不幸的是，她似乎注定无法拥有自己亲生的孩子——她流产了。简整个人都崩溃了，她难过得要死。唐纳德安慰她说，他们可以领养个孩子。唐纳德是他们两人中乐观的那一个，他的人生哲学是"凡事总会有别的办法的"。

那时的简并没有意识到还可以领养，她只能努力尝试各种方法。那时，她的母亲察觉到简的异常，对她说："你要花时间让自己充分为你还未出生的孩子伤痛。"绝望的简觉得她母亲说得对。她做了很多努力，可是遭遇的不仅是医疗技术的挫败，还有需要疗愈的对失去的伤痛。

当简开始感受悲伤时，她告诉自己：

我知道流产这件事也有可贵之处。

一切问题都会迎刃而解。

　　唐纳德已经准备好随时领养一个孩子，但是简还没有完全准备好。她需要倾听更多的自我对话：我的身体出了问题，我无法成为一个真正的妈妈。她越倾听自己的内心是怎么自我对话的，就越发现自己思想的扭曲以及她对自己的残忍。她觉得她需要立即改变自己扭曲的想法，并且开始下面的积极自我肯定：

　　我原谅我的身体。

　　我的身体做了一切它应该做的事。

　　我的身体很好。

　　我的身体让我变得更加完美。

　　至于成为一位母亲，她是这么对自己说的：

　　我配成为一位母亲。

　　真正的母亲是以其爱的能力来定义的。

　　一年内，简放下了一切，对周围一切都感到很平静，她和唐纳德是时候领养一个孩子了。于是，他们领养了一个叫戴安娜（Diana）的小女孩，并惊讶地发现戴安娜的生日正好是四月三日。就是刻在那枚简一直戴着的、没有去改过来的戒指上的日期。简现在觉得，戴安娜能走进她的世界简直就是一个奇迹。

　　简意识到，如果上帝听见了她的祈祷，或者她生了孩子，那她现在就不会遇到这个神奇的女儿了。正如简所说："现在我觉得戴安娜跟我是命中注定的，就像我注定不孕一样。"她意识到作为母亲的真谛和宽恕自己的身体的重要性，她也明白了，要允许自己经历伤痛的过程。

简的故事以幸福收尾。从这件事中，她学到了，她需要察觉到并且尊重她的伤痛。说到不孕和流产，别人可能不会这样充分地感受它的伤痛。即使那些与女性最亲近的人，比如她的配偶或者父母，也可能无法理解这种失去对她的影响。外人无法了解一个母亲不能确定在这世上她注定要爱的孩子是谁的痛苦。这孩子可能是她生的孩子，也可能像戴安娜一样，是简领养的孩子。

很多女性说过，当她们到了更年期后，她们就开始伤痛，为她们永远不能再怀孕而感到伤痛。有些女性错误地认为她们的女性特征正在减少。无论你的身体随着时间会如何改变，你都要转向你的内在、尊重你的失去、充分感受你的伤痛，不要被消极的想法束缚。想想这些积极的自我肯定：

随着我的身体的变化，我的女性特征也在增多。

我的人生充满了爱和顿悟。

最终你会明白，真正的你远非当时处于困境的你。你的本质比你的躯体更重要，无论你是否会生小孩，都是一个非常棒的人。在孩子还小时，养育子女的你非常伟大，当他们长大成人后，将他们抚养成人的你还是很伟大。

我一天比一天更加美丽动人。

失业

说到各种类型的失去，对很多人来说最大的失去还是失业。这或许并不奇怪，因为我们生活在一个看不清真正自我的世界里，在这里，我们把"我们的职业"混淆成"真实的我们"。换句话说，别人根据我们的职业特性来判断我们是什么样的人，但我们的职业并不能代表我们。当我们新结识一个陌生人时，问的第一个问题往往是："你做什么工作呢?"为了谋生，所以给予我们的工作太多意义和价值，以至于当我们失业后，我们会问："现在，我是谁?"

2008 年，丹尼（Danny）每天上午都要去医疗设备公司办公——给客户回电话。他在这家公司已经工作了三十年，所以，他遇到了很多日常琐事，也处理了很多次这类琐事。他三十年如一日地工作，办公室就是他第二个家。

一天下午，丹尼要和他的领导基斯（Keith）开月例会。当他拿着文件夹走进会议室时，发现人力资源部经理琳达（Linda）也坐在基斯旁边。基斯起身说道："我先出去一下，你们两个先谈谈。"丹尼没有多想，他这些年因为各种员工问题已经去人资部很多次了。今天，他猜想可能又是谁做错什么了。

当琳达说"这次会议会开得比较艰难，丹尼"，他还挺惊讶的。

"哇，"他想，"看来我的员工这次犯的错很严重。"

琳达告诉他："我很抱歉，但是公司不得不辞退你。鉴于去年的一些兼并，执行总裁和管理层认为，我们完全能代理你的工作，你的职位在公司已经是多余的了。"这一切都来得太突然，让丹尼有点猝不及防。

丹尼呆坐在座位上，琳达继续说道："公司会让你在两周后离开，但是公司会支付你三个月的薪水。"

"你说的是真的吗？"丹尼问，"我能和基斯谈谈吗？或许他会改变他的决定。"

琳达握着他的手说道："我们都知道，一旦基斯下定决心要做什么，谁也改变不了。你就接受这一切吧，丹尼。"

接下来的两周，丹尼从家和公司之间来回往返，其实他已经来回往返三十年了，他知道再过几天，他就再也不用在家和公司之间来回往返了。上班最后一天，他收拾着东西，环顾着他的办公室，突然想到他再也不会拥有这间房间了。三十多年的职业生涯以无尽的假期结束了。

幸运的是，他的妻子梅丽莎（Melissa）这些年来一直在练习积极的自我肯定。她告诉丹尼要接纳的是这个失去，而不是接纳他对这件事的消极想法。他们关注积极的一面，并且使用下面的自我肯定：

我的才干和能力是被需要的。

一切都很好。

我很安全。

"我们需要仔细地观察我们的想法以及说出的话，"梅丽莎告诉他，"这可能比较费劲，因为我们已经深受父母的影响，他们遇到事情总是'凡事往坏处想'。"

夫妻两人开始互相帮助彼此保持积极的信念。当好心的朋友以及家人为丹尼的事感到惋惜，并说道："现在的就业压力太大了，人才市场的竞争也很大。"丹尼就会绅士地回答道："我们并不这么想。"

丹尼和梅丽莎真正接纳了工作的失去和伤痛，而且他们也坚定地认为世界并不贫穷、匮乏。相反，他们积极地自我肯定：

世界是慷慨而丰富的。

丹尼感受这份伤痛，并用慈悲和勇气面对这份痛苦。只要他不再封闭自己，新的选择就会出现在他面前。随着他不断让自己接触新的选择，他的害怕和恐惧也明显减弱了。在他失业后的两周之内，他与一家知名公司签订了新的劳务合同，并成为这家公司的永久员工。

当我们失业后，我们常听到的台词是："这不是你的问题。"对老板来说肯定不是你的问题，而是事关公司的发展。但是对于身为雇员的我们来说，这绝对跟我们自身有关。过去，他们需要你的时候，就说你对公司的价值很大，但非常现实的是，现在不需要你的时候，他们又说你没价值。难怪人们失业后常常会觉得自己没有价值。

当你面临失业的时候，记住要允许自己疗愈这种失去。试着告诉自己：

我很有价值。

记住，你要肯定这些陈述仅仅因为你就是这样，而不是因为你的职业。也要记住：

我的价值超越一切职业。

接纳（也就是坦然接受已经发生的事实）是应对失业最困难的一个阶段。你无法改变已经发生的事，但是你可以用一种积极有效的方式接纳并处理失业的伤痛。

很多人认为接纳就意味要喜欢已经发生的事，并表现出这件事对你没有任何影响的样子。但实际上，接纳指的是要承认已经发生的失去的事实。你已经从"不应该发生这样的事"阶段（否认），到了"这件事确实发生了"阶段（接受）。

在某种程度上，失业就像猝死，这听起来好像有点夸张。不过与我们之前讨论的其他失去相似，疗愈这种失去的关键在于关注你的想法。如果你的大脑这样告诉你：我不再是有价值的人，我对这个世界一点用处都没有；我不再与任何人有关或者不再对任何人有用。你要做的是不要重复这些消极的想法。最终，你会发现这一切实际上都是为了让你变得更好。为了让你看到视线之外的事实，试试下面的自我肯定：

为了让我变得更好，一切问题都浮出水面了。

接纳真实的自己

当你试着接纳你周围的一切以及整个世界后，你肯定也将你的注意力转向了内在，并乐意接纳真实的自己。积极放下并且疗愈深藏你心中的扭曲的想法、观念以及他人强加给你的、不适合你的期望。

肯尼思（Kenneth）的故事就是很好的例子。他认为当你真正爱上一个人时，你的心最终会受伤。他明白很多人并不知道如何在爱情中去爱对方，尤其是当这对情侣是同性恋的时候。

过去，同性恋还没有被世人接受，很多人都没有公开出柜。当我们看到同性恋脸上洋溢着自豪或者私下讨论他们内心的自豪与舒心时，记住这种自豪感是被压抑多年后才得以展现出来的，而不是自他们知道自己是同性恋之后就有的。

就像肯尼思说的："我的心伤痕累累，因为我对自己是谁感到不安，我对自己爱上同性的人感到羞耻。"

肯尼思花了很多年去尝试成为他父母所期望的人，但是他又很渴望揭开真正的自己。有些同性恋者迫于家庭以及社会双重的压力，很难做真正的自己。很多人常常意识不到这些同性恋男女会为隐藏真实的自己、扮演成社会认同的角色而感到伤痛。

尽管肯尼思已经尽他最大的努力，但还是无法成为他父母所期望的那样的人。由于缺乏正确的角色定位，在他二十多岁到三十多岁期间，他的感情都是不平衡的。要么是他的伴侣很爱他，他没有回应给伴侣同样的爱；要么是他深爱着他的伴侣，而伴侣没有回应他同样的爱。他也谈过很多异地恋，现在的他才意识到那只是他逃避与他们真正亲密的方式。如果对方距离他很远，那他就不必真正地参与进这段恋爱中，也不必因此而受伤。

所有这些导致一个又一个的创伤。后来在他四十多岁时，肯尼思开始在一个治疗师的帮助下疗愈自己。在一次咨询中，他对治疗师坦露了自己的心痛，因为他和格里（Gerry）分手了，而格里是他之前交往的男人。肯尼思的治疗师建议他试着画出他的感受。

画出我的感受？要怎么画呢？肯尼思在心里想着。然后他决定放开思想去尝试、寻找。他画的第一个东西是他破碎的心。这是一颗完整的心，但是这里有裂缝，一边有个很大的裂缝，另一边少了一大块，那一块掉在底部完全碎了。当他看到所有的疼痛和伤痛时，他哭了。

当肯尼思把他的画给治疗师看，治疗师指着一个地方问："这个裂缝代表什么？"然后，她让肯尼思写下每条裂缝代表什么，谁伤害了他以及是怎么伤害的。

这是一次艰难的训练，当他看到一个缺少爱的、伤痛的、受伤的、枯竭的、脱水的心后，他说："我需要更多爱。"

治疗师指出虽然所有的问题看起来好像是因为他们是同性恋，但实际上是因为他缺乏自爱，以及不愿意在恋爱关系中受伤。他或许和其他同性恋者一样也有同样的问题——他被要求是直男。

随着治疗的进行，肯尼思突然意识到只要说出他的伤痛就能修补这些裂缝。"我怜悯我过去那些经历，并且寻找其中的感激之处，以疗愈我的心。"

他说得越多，哭得就越多，画的心看起来就更有活力。他的心开始变化，那些裂缝和缺失被修复，而修复好的裂缝代表着他对生活的肯定。肯尼思觉得他心神合一了，而且明白了他的心是可以自我修复的。他感到前所未有的放松，并说道：

在我那美丽的、磨损的、破裂却完整的心里，我的灵魂永远不会改变，它永远是完整的。

肯尼思走出伤痛，并放下了他永远找不到爱他的人的扭曲信念。现在的他认为既然他可以爱很多出现在他生命里的人，那何不跟自己也谈场恋爱呢，就像对待他喜欢的另一半一样对待自己？于是，他这样自我肯定：

我很完整，我很爱我自己。

无论是他愉快地和自己相处，让自己得到放松，还是给自己送花，他都在这种与自己建立的良好关系中，感受到了轻松。"我觉得我从中学会了理解和宽容，"他说，"我知道如果我想要和谁谈恋爱、真正爱上谁，我必须首先和自己恋爱、爱上我自己。"

肯尼思最后终于和丹（Dan）恋爱了，为了这一天的到来，他一遍遍地重复他最喜欢的积极自我肯定：

我过着均衡的生活。
恋爱期间，我付出了爱，也接收到了爱。

尽管肯尼思还有很多人生的课要上，有很多旧模式要去打破，但是现在的他敢于尝试更多。比如，有天早晨他对丹说："我会让你心碎。"

丹有点诧异，问："你什么意思？"

"当两个人爱上彼此后，"肯尼思说，"他们最终免不了会让彼此受伤。"

"我不那样认为，"丹说，"我认为如果我们爱上彼此，我们会打开彼此的心。爱会打开我们禁闭的心。"

肯尼思从没这样想过，从没以这样的角度看待过爱。这件事让他意识到他还需要努力扭转自己消极的想法，这个发现是爱情赠予他的众多礼物中的一个。他开始从不同角度看待一切，积极看待他遇到的问题。丹的意思是，两个人相爱，不是让彼此受伤，而是让彼此更加积极地看待爱、相信爱。他们的爱越来越坚固，而且还在继续打开和疗愈彼此的心。

肯尼思的问题主要是他不能自我认同以及缺乏自爱，其实很多人为他们不能成为理想中的自己而感到伤痛。有些男士可能会为无法练成六块腹肌而感到伤痛；有些女士可能会为永远无法拥有性感身材而感到伤痛；有人希望自己再高点或者矮点，甚至希望自己看起来像外国人。最后，我们都必然会为无法实现"我们的希望"而感到伤痛后，走向幸福，接纳真正的自己。

让我们再多讨论点这种类型的失去。

为永远不可能实现的事而伤痛

大多数人知道失去爱人和宠物是何滋味，但是有些伤痛我们却并没有察觉出来，比如无法过上我们所设想的生活的伤痛。下面就是一个很好的例子。

道恩（Dawn）一直在努力接受各种癌症治疗。她需要吃西药、做辅助治疗。此时，她坐在一个互助小组中间，说着她的故事，虽然她的癌症已经治好了，但她还是非常悲伤、难过。"我的病明明都治好了，但是为什么我还是这么难过？"她问道。

虽然她积极治疗她的病，但是她没有让自己为得癌症而充分伤痛。那么她要怎么为她的癌症而伤痛呢？其实有很多方法。道恩所期望的不会得癌症的人生已经不可能实现了，她要做的是表达出对这个失去的悲伤。两个有帮助的积极自我肯定是：

我允许自己痛快地难过。
所有的经历都会让我变得更加坚强。

一些癌症患者发现，重复具有疗愈作用的以及与伤痛有关的积极自我肯定，对他们的病情会有帮助。虽然以前那种没有癌症的"正常"生活已经不复存在，但是他们可以找到新的正常的生活：

我尊重我曾期望的生活已经失去，我会拥抱眼前的新生活。

跟我们中大多数人一样，道恩认为她的身体非常健康，不会生什么病，可疾病还是找上了她。她的积极自我肯定是：

我为我的健康负责，但是我不会为生病而自责。

她气她的身体并没有在她彻底患病之前给她提示。所以她需要原谅她的身体对她的"背叛"：

我原谅我的身体。

我爱我的身体。

放下不健康、 不现实的想法

伤痛也可能来自你的幻想，你认为自己会找到一位理想的伴侣。你可能一直期待着，总有一天，当你睁开眼时，你的他/她会在眼前出现。但实际上，你发现你的人生都已过了大半，而他/她却还没出现。这会让你感到难过、沮丧，而你往往并不知道自己为何而沮丧。你没有意识到你的沮丧实际上是伤痛的一种。你必须为他/她没有出现而难过，为你所期望的生活没有出现而悲伤。但是让人高兴的是，当你允许自己伤痛，并给自己时间来充分伤痛，当然，这可能是你第一次尝试这样做，但是最终你会发现，自己变得更加完整了。

迪尔德丽（Deirdre）加入了一个疗愈伤痛的互助小组，她说："当我最后明确我的感受是什么时，我就不再哭泣了。原来，'他'没有出现会让我如此悲伤。不过当我意识到我的探索已经结束时，我不再哭泣了，也深深地松了一口气。接下来我将过真正属于我自己的人生。"

你理想的伴侣可能会出现，也可能不会出现，这都无关紧要，因为当你接受现实，完全为自己而活后，你将会感受到新的自由、找到新的人生。

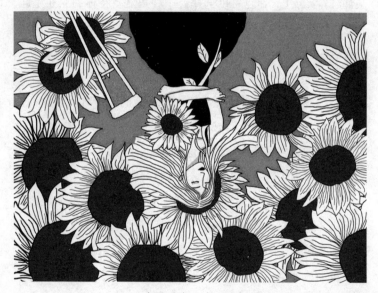

我原谅我的身体。

我爱我的身体。

另外一种需要你克服的伤痛是，你以为你的职业生涯会很成功，但实际上并没有。你以为你会成为一位著名的舞蹈家、获普利策奖（Pulitzer Prizes）① 的作家、电影明星等，但是你并没有成为那样的人。当然，这对你来说或许是个坏消息，但你必须接受这就是你的命运，并且要感激你的生活。你可以让自己沉浸在没有实现这些重大突破的烦恼中，但这样做只会让你一天比一天更痛苦。实际上，你也可以选择换一种角度看待你的职业生涯，把它看作你人生的另一种表达。你可以选择跳舞，哪怕没有观众；你可以尽情写作，哪怕你没有很多读者；你可以仅仅因为喜欢而去演戏，哪怕你并没有获得奥斯卡金像奖（Oscars）。

当一场电影的情节突然发生意想不到的转折时，你并不会突然站起来对着屏幕大声喊叫，抱怨它不按照你预想的情节发展。同样的，你那隐蔽的伤痛也是如此。你的生活就像一场故事情节不断发生转折的电影，不按照你预想的情节发展，就像你不会在电影院突然站起来对着屏幕挥舞着你的拳头来表达你的不满一样，你也不会突然盲目地对已经发生的事大声表达抗议。如果所发生的这些事是某种失去，那就去感受它、悼念它，不要再消极地看待它。你会发现伤痛其实具有疗愈的神奇力量，它会让你坦然面对所有的失去。

关系和情感的类型很多，失去的类型同样也很多。当你开

---

① 译者注：普利策新闻奖，全球性的一个奖项，新闻界的一项最高荣誉奖。

始意识到失去已成事实时，当且仅当那个时候，你才能开始你的疗愈过程。本章里，我们揭示了很多看得见以及看不见的失去，当然，你可能也想到了其他我们没有提到的失去。不管哪种类型的失去，它都是有价值的。

我所有的失去都值得被疗愈。
伤痛会疗愈我所有的失去。

无论你的失去是与外部世界有关，还是你现在的生活不是你所期望的生活，任何失去都有疗愈的可能。其中暗藏的馈赠是，在你终于感受并疗愈你的伤痛、放下你的期望后，你会看到真正的自己，并且第一次真正地活在当下。

第七章

心的重建

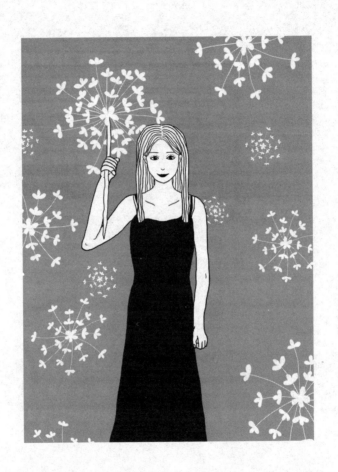

最后一章是想让你意识到，生活总是朝着疗愈前进的。我
们每个人的心中都有被忽略的那部分，我们需要认识被忽略的
这块心灵并疗愈它。它们可能以批评、背叛、分手或者我们所
面临的万千挑战中的任何一种形式，出现在我们面前。

生命爱你，你需要打开自己的心灵，主动接受疗愈。如果
你在经历某个失去之后，主动寻找其中的真谛，那么你已经踏
上疗愈心灵之旅了。即使你没有这样做，生命还是会教会你宝
贵的一课：你需要寻找疗愈。或许你把这些人生之课误解成一
种惩罚，但实际上，它们只是你人生之旅的一部分。

放下批评和怨恨

潘妮（Penny）在好莱坞摸爬滚打 3 年了，她坚信终有一天
她会成为大明星。她出生在爱荷华州（Iowa），23 岁那年，她

去了加利福利亚（California）学表演。她到处跑龙套，就为了有一天能成名。

她的朋友辛迪（Cindy）帮她找到了一份餐厅服务员的工作。其实这样很好，因为如果有一个大角色找上她，她可以不用为放弃工作而左右为难；或者如果有广告片要拍时，她只需要请一周的假。在餐厅上班还能让她观察到更多形形色色的人生。她甚至会遇到一些电影明星，比如她们就曾接待过伊丽莎白·泰勒（Elizabeth Taylor），她和辛迪也经常说到此事，并感叹伊丽莎白本人非常亲和。那时候辛迪就暗自下定决心，当她成名后，她将尽力友善地对待每一个她遇到的人。

在餐厅上班也让她能够为一些百万富翁甚至千万富翁服务。一天晚上，潘妮和辛迪给格罗斯曼（Grossmans）一家承办酒席，她不知道他们怎么挣钱，但是很明显不是通过做演员或者像其他天才艺术家一样挣钱。

他们的客厅能容下一架飞机，甚至有瀑布，还有很多间卧室和洗手间。辛迪说："这里的艺术品比我们工作一辈子赚的钱还贵。"但是潘妮发现，这种富有让她感觉不舒服。潘妮整晚都很消极，直到下班她才觉得好些了。

当潘妮得知自己能在一部热门情景喜剧里饰演一位女服务员时，她欣喜若狂。虽然她在剧中只有两句台词（"您中午想吃什么？"和"现配沙拉挺不错的！"），但她整天练习这两句台词。她练习严肃地说、开心地说，甚至试着用南方口音来说这两句台词。

　　这个角色她演得很好，但是仅凭这两句女服务员的台词并不能让她从此红起来。接下来的十年里，她演过邻居、销售员、女服务员、女佣，但自始至终，都是餐厅的工作让她有稳定的收入来源，让她能够养活自己。她的朋友辛迪辞掉了餐厅的工作，去做了房产经纪人，但是她们的关系还是很好。

　　随着潘妮年纪越来越大，她不得不和那些身材好的年轻女人争角色，她觉得隆胸或许会让她更有优势些，所以她开始存钱去隆胸。别人给她推荐了较好的整形医生，医生先给她做了胸部检查。刚开始医生的语气还很温柔，但他突然变得严肃起来。

　　"你知道你的胸部有肿块吗？"他问道，"自己摸一下，感受一下，什么时候开始有的？"

　　潘妮摸到肿块时吓了一跳。"我不知道，"她说，"我不知道为什么我没有注意到有个肿块。"

　　"这就是为什么肿块会发展成癌症，因为这些肿块往往很难被发现。"

　　当医生告诉潘妮她需要去看肿瘤医生时。潘妮跟医生说，她没有医疗保险，并且担负不起昂贵的治疗费用。

　　"无论如何，先去看肿瘤医生，"医生说，"先让他们知道你的病情。而且他们有很多救助项目能帮你负担得起费用。"

　　她给医院打电话，并跟接线员说她没有保险，接线员告诉她，医生每周二会在格罗斯曼诊所出诊。

　　当得知格罗斯曼诊所的很多资助项目能帮她支付起治疗费

用时，潘妮如释重负。但接下来又有噩耗袭来，她得了乳腺癌，必须切除一个乳房。不过当得知之前的癌症基金会也能帮她支付起所有治疗癌症的费用，她再次如释重负。

尽管治疗乳腺癌的钱解决了，但是潘妮还是有好长一段时间都非常沮丧。甚至在她得知基金会将帮助她重塑乳房时，她也走不出忧郁。和很多癌症患者一样，她也突然明白：她必须为之前没有癌症的人生在此刻结束而感到伤痛，她不会再拥有不患癌症的人生，并将开始一个不一样的人生。这个新人生是她完全没有想到却依然精彩的人生。

我们中的多数人常常忘记给自己时间去处理这种失去的伤痛。对一些人来说，这意味着当初的纯真不再或者一直以来的健康不再。对另外一些人来说，生活就是这样，总会有不好的事情发生。和其他人一样，潘妮知道她的人生还很长，只是她必须让自己走出伤痛。

手术后的一天，潘妮的瑜伽老师来癌症中心看她，跟她说："潘妮，如果你想充分伤痛已经失去的、旧的人生，然后拥抱即将到来的新的人生，那这将是一次难得的转变机会，你要让自己放下怨恨、消极想法、批评。试着原谅自己，原谅这一切，理清自己，让全新的自己开始一段全新的人生。"

"我没什么不满和怨恨。"

瑜伽老师机智地回答她："那太好了。没有对生命产生不满和怨恨，能让你走向疗愈，很高兴你已经准备好开始疗愈之旅。"

潘妮很想知道她到底对什么不满以及她要上的人生之课到底是什么。第二天,辛迪来癌症中心接潘妮回家。辛迪一边帮潘妮收拾着她家,一边说:"这是不是有点讽刺,你之前那么讨厌格罗斯曼家族,可现在帮你治病、拯救你生命的却是他们。"

潘妮很是惊讶。她一直没想过把格罗斯曼家和癌症中心联系到一起。"天啊,辛迪!我怎么会没想到呢?年轻时的我绝没有想过格罗斯曼家有没有给慈善单位捐款或者做其他慈善。我意识到我对电影明星比较宽容,但是对其他人却很苛刻,对他们的评价也很苛刻。"

这次对潘妮来说是一次真正意义上的新开始,因为诸如此类需要疗愈的问题都展现在潘妮面前了,她知道问题所在了。

我们常常忘记伤痛是让我们实现改变的一种途径。实际上,疾病往往代表着改变。一些积极的自我肯定可以是:

生命中总有看不见的善意。
我接受生命为我准备的所有"课程"。

发现失去后的真谛

正如我们之前讨论过的,伊丽莎白·库伯勒-罗斯将伤痛分为五阶段:否认、愤怒、挣扎、抑郁以及接受。后来有人认为,伤痛的阶段或许还有第六阶段——接受之后并发现其中的真谛。当我们充分感受伤痛后,我们可以在疗愈过程中发现其

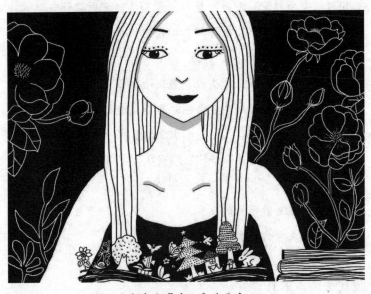

生命中总有看不见的善意。

我接受生命为我准备的所有"课程"。

中更深层次的真谛。

盖尔·鲍登（Gail Bowden）的故事就是一个例子，虽然她的一个孩子布兰登（Branden）一出生就有脊柱裂（spina bifida），但是盖尔还是决定让他拥有一个美好的人生。布兰登成长为一个幸福的孩子。他喜欢黄色，后来，他将对黄色的喜欢发展成对大众甲壳虫（Volkswagen Beetle）汽车的喜爱，收集了很多这种类型的玩具车。

有一天，盖尔走进布兰登的房间，发现他晕倒了，那时布兰登 17 岁。盖尔立即把布兰登送到医院，医生告诉盖尔，她的儿子再也醒不过来了。在向医生多次求证后，她向护士要来了纸笔，写道："当他的时间到了之后，我们会捐献他的器官。"护士看了纸上的内容，又看了看盖尔。她握着盖尔的手告诉她，他们不用这么着急讨论这件事，但是盖尔回答说："我无法说出这些话，但是我希望你们能帮我实现。"

盖尔认为，虽然我无法相信这一切是真的发生了，但如果医生拯救不了他的生命，那我们希望布兰登还可以拯救其他人的生命。她陪布兰登走进手术室，在手术室里，医生拔下布兰登的管子（维持他生命的管子），她唱着圣曲《奇异恩典》（Amazing Grace），直到布兰登的心脏停止跳动。盖尔尽自己最大的努力来面对丧子之痛，努力保持积极的心态来面对未来。当太阳闪烁得特别明亮的时候，布兰登的同学兼朋友告诉盖尔，闪烁的太阳是布兰登在对他们微笑。

几年后，就在盖尔的大儿子布赖恩（Bryan）去海军新兵训练营那天，盖尔一家搬到了他们的新家。盖尔正坐在卸下的箱子上休息时，突然听见敲门声，敲门的那个男人解释说，盖尔之前从一家公司请了一个油漆匠，下下周会来把她家的墙壁粉刷成黄色，而他叫肯恩（Ken），是公司派来的油漆匠。

"你早来了一周。"盖尔告诉他。

"这附近的一个粉刷业务取消了，所以公司就派我来这里了。"肯恩回答道。

"哦，"盖尔说道，"行李都还没搬进去。我原来想在你来之前先整理一下，不过，既然你已经来了，那你就先开始粉刷吧。"

肯恩开始粉刷，同时，盖尔继续卸行李，肯恩问盖尔是否一个人住这里。她说："我儿子布赖恩去海军新兵训练营了。他在空军国民警卫队（Air National Guard Reserves）服役。"

"你儿子去服役后还有其他人陪伴你吗？就一个孩子吗？"

盖尔在此之前已经被问到过很多次诸如此类让人尴尬的问题。有时候她会把布兰登的事说一遍，有时候，她可能会说："就布莱恩和我。"但是这次，她有些措手不及。她惊讶地站在原地，想着要怎么回答。于是她简短地回答道："我还有一个儿子，叫布兰登，他在 17 岁的时候去世了。"

"我太蠢了，"肯恩说，"我总是说话不经大脑。非常抱歉。"

"没关系。"她告诉肯恩，于是肯恩继续粉刷。几分钟后，肯恩说："很抱歉听到你儿子去世的消息。我知道病得很重是什么样的感受。4 年前我在接受透析，而且差点死了，但是经过肾移植手术后，我又活过来了。"

"你什么时候移植的呢？"

"2008 年。"肯恩回答说。

"2008 年的什么时候？"

"二月。"

"二月几号？"

"二月十三号，"他回答，"我永远都不会忘记这一天。"

"布兰登就在二月十二号去世。"

"哦，不，时间不一样，"他快速说道，"我的捐赠者是一个死于交通事故的 21 岁年轻人。"

"哦。"盖尔说道，然后继续收拾行李，而肯恩则继续粉刷。

过了一会儿，盖尔需要去取个快递，就剩肯恩一个人在家粉刷墙壁。当她回来后，盖尔发现肯恩就站在她刚刚离开的位置，没有继续粉刷。

"出什么问题了吗？"盖尔问道。

"我对你说谎了。"

"你不是油漆匠？"

"不，不是这个。我现在的肾就是布兰登的。"

"什么？"

"当你跟我说布兰登是你的儿子以及你叫盖尔的时候，我就想起了我在移植手术过后，收到过你的便条。那时候我有机会回信给你的，但是我没有写，我为此感到很羞耻。"

盖尔非常震惊，立马拿起手机给移植中心打电话。她联系上她的代理人并说："我雇了一个油漆工，他告诉我说他是布兰登肾捐赠的接受者，这是真的吗？"

代理人说："天啊，这样的事情发生的概率基本为零，你告诉我他叫什么名字。"

盖尔问了肯恩的全名，并告诉了代理人。代理人翻看机密档案，发现肯恩确实接受了布兰登的一个肾。盖尔开始哭泣，肯恩说："我的肾确实是布兰登的，对不对？"

当布莱赖从海军新兵训练营给家里打来电话的时候，盖尔告诉了他所发生的一切，他说："妈，这感觉就像布兰登又回家了。"

这个故事充分说明了生命是怎么运转的。我们深信"生命爱我"这句自我肯定，尽管你可能不知道这句自我肯定要怎么在遭遇失去后应用。正如我们之前说过的，这并不意味着你不用经历失去，而是要看你怎么面对、觉察以及认为这些失去，在我们最难熬的时候，生命会与我们在一起，甚至还会让我们因此而成长。

比如，在盖尔的失去中，她接受眼前的悲剧，但是她也决定让布兰登以另一种方式继续活着。有多少人会在我们挚爱之人去世后说，他们还会继续好好生活？我们必须意识到生命是永恒不灭的，灵魂是永恒不灭的。在布兰登的故事里，如果盖尔没有做那样的决定，那么布兰登的身体器官只会枯竭，但是盖尔决定让布兰登以拯救其他人生命的方式继续活着。因为布兰登，有两个人会重见光明，布兰登的身体组织可以让八个人再度站起来或减少痛苦。这对盖尔来说，是特别有意义的一件事，因为布兰登生前一直都是在轮椅上度过的！

后来，在盖尔遇到肯恩的妻子以及他们的孩子后，她无法想象当肯恩以为他就要死的时候，他的孩子们会有多么伤心、绝望。她很感激能遇见曾面临可怕的困境并且克服了这个困境的这一家。不仅仅是肯恩的生命得到了拯救，他的妻子以及孩子们的生命也深受影响。

你可能会想：好吧，可能因为盖尔正好住在小镇上，正好遇到肯恩来给她家粉刷。这一切都是巧合。但是想想下面这些事实：盖尔可以自己粉刷墙壁，这样她就不可能遇到肯恩；或者盖尔可以找另一家装饰公司；油漆匠也可以按照当初预定的时间来盖尔家；盖尔也可以已经收拾好家，而不与他谈话。

你可能还会说：好吧，这么多巧合正好赶在一起发生了。

实际上，盖尔住在纽约布法罗（Buffalo），那里有 18000 个油漆匠！盖尔选择肯恩的几率只有 0.006%。当我们向生命张开怀抱时，生命会给予我们意想不到的礼物，哪怕当我们正面临失去时。

盖尔接纳她的失去，这帮她克服了她的伤痛，让她找到布兰登活着以及死去的真正意义。她的疗愈之旅决定了她如何度过她的余生以及如何继续尊重她儿子的生命。

生命有其真谛。生命往往不以你期望的方式展开，而是有它自己的节奏。生命总是充满迂回曲折，它不会让你的生活安

安静静地度过。生命给予你从未期望过的挑战和改变，一旦你
允许自己去感受这些改变的痛苦，接受这些失去并且克服这些
伤痛，你就能体会到生命的真谛：无论你经历了什么，你都能
疗愈你的心。

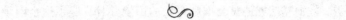

编后记

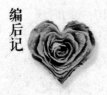

　　在失去后，再从失去中找到其中的意义或者其他有益的东西，这听起来似乎有些矛盾。但是无论是分手、离婚、死亡，这些失去的背后都有其更深远的意义等待着我们去发现，关键在于你怎么看待这些失去。不是说你可以阻止这些失去的发生，而是你的想法会改变失去发生后的一切。

　　伤痛与心灵以及灵魂有关。为你的失去而伤痛，允许自己感受它、经历它。痛苦是可以选择的。记住，在生命这场大电影中，你是中场插进来的，也会在中场离开，你所爱的人跟你一样。但是爱是永恒不灭的，灵魂也是永恒不灭的。

　　既然你的想法可以影响你对失去的体验，那为什么不让自己体验的伤痛充满温柔和爱呢？记住，破碎的心也是开放的心。

　　让你的想法给你的悲伤带去希望。明智地选择你的想法。对自己好点，用爱面对这些失去。如果你正为失去挚爱而伤痛，那就想想当他们还活着的时候你是怎么爱他们的。你要明白你可以继续爱他们，哪怕他们不在了。你完全可以从伤痛走向平静。

　　结束也是开始。我们鼓励你不仅仅在克服失去的时候，还要在你生活的方方面面，使用这本书里的积极的自我肯定以及各种指导方法。关注你的想法，改变让你不平静的想法，只有这样，你才会给你的生命以及周围的生命带来更多的幸福。

　　那些艰难的时刻能提醒我们：我们的关系是一种礼物。失去可以提醒我们：生命本身就是礼物。

　　不要忘记爱自己，你值得被爱。你就是一份礼物。

　　我爱生命，生命爱我。

　　我活着，并爱着。

　　我得到了疗愈。

感谢

　　我们衷心感谢这些年在演讲以及讨论中，还有无以计数的邮件和谈话中，分享自己的生命与故事的所有人。通过展开他们的失望、失去以及伤痛，我们才可以将这些具有挑战性的、温柔的经历分享出来，来帮助其他人学习和成长。

　　特别要感谢瑞德·特雷西（Reid Tracy）对这本书的指导。感谢香农·里特维尔（Shannon Littrell）细致的编辑。感谢海之家（Hay House）出版社的朋友和同事为出版这本书所做出的奉献。

　　一本书，就像一个人，需要很多支持。感谢 WME 的艾琳·马隆（Erin Malone）、安德烈·卡根（Andrea Cagan）、保罗·丹尼斯顿（Paul Denniston）、理查德·凯思乐（Richard Kessler）、小大卫·凯思乐（David Kessler, Jr.）以及印度的威廉姆森（Williamson）。

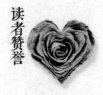

读者赞誉

我是如此幸运，让我看到了这本书，因为我有很多旧的创伤需要疗愈。

就像露易丝·海和大卫·凯思乐所说的积极肯定语，所有遇到的人和事都会带领我变成一个更好的自己。这是一本很容易读的书，每一章节都划分成几个小的部分，语言充满了温柔，充分表示了对当事人的尊重。

露易丝只是帮我们认识生命和失去存在的意义，就能改变我们对已发生的失去的偏见认知。而不断重复积极肯定语能帮我们消释掉脑中的负面情绪。疗愈能让我们回到一个没有痛苦和悲伤的地方，在那里我们可以拥有像灯塔一般的爱情，找到可以和我们相伴一生的人。

本书对重大的丧失和微小的失去并不区别对待，因为我们的心不会让我们区别对待的。除了死亡、离婚或分手这类典型的失去，本书还分章节讲了被剥夺公民权利的伤痛，比如同性恋得不到社会认同的痛苦，还有失去宠物、堕胎或流产、自杀、吸毒或生病还有失业等等生活中可能遇到的失去，遭遇这些失

去后，我们不能像正常人一样生活，那么这本书就教我们怎样
回归生活。

——By Acquafortis

　　无论你的生活经历是什么，这个作者都会与你共鸣，一句
明确的肯定语就能帮你渡过困境。

——美国亚马逊读者

　　一本神奇的书！简单但是有效的治愈方法，你可能觉得它
没用，如果你尝试了就会发现非常有用！这本书里每一个字都
充满了爱，谢谢您（作者）！

——By Catalina Sardi

　　这是一本伟大的书，它真的帮我在分手和一些关系破裂后
获得了治愈，当我读它的时候，我能感到成长。

——美国亚马逊读者

　　这本书我已经读了两遍，我爱书中触碰内心的话题，而且
这种爱是通过这本书传递的。他给我的生活带来了更多的洞察
力。我向每一个人推荐这本书，因为它既是符合逻辑的，也能
疗愈人的心灵。

——By yogagirl

　　有两种角度看待半杯水，一半是满的，一半是空的。这本
书有助于一个人看到半满的状态。自从我丈夫去世后，我读了
很多书。而我向每一个经历失去的人推荐这本。

——By G. Irene Binyon

关于作者作品

露易丝·海参与出版的书：

《一切都很好》（*All Is Well*）

《色彩 & 数字》（*Colors & Number*）

《女人的重建》（*Empowering Women*）

《每天积极思考》（*Everyday Positive Thinking*）

《肯定》（*Experience Your Good Now！*）

《思想的花园：我的肯定日记》（*A Garden of Thoughts：My Affirmation Journal*）

《感恩：一种生活方式》（*Gratitude：A Way of Life*）

《生命之重建：治愈你的身体》（*Heal Your Body*）

《从 A 到 Z 疗愈你的身体》（*Heal Your Body A - Z*）

《内心的想法》（*Heart Thoughts*）

《我能做到吗?》（*I Can Do It?*）

《内在智慧》（*Inner Wisdom*）

《生命的重建（问答篇）》（*Letters to Louise*）

《生活，反思你的人生旅程》（*Life! Reflections on Your Journey*）

《爱你的身体》（*Love Your Body*）

《心灵的重建》（*Love Yourself, Heal Your Life Workbook*）

《用冥想来治愈你的身体》（*Meditations to Heal Your Life*）

《生命的奇迹》（*Modern-Day Miracles*）

《启动心的力量》（*The Power Is Within You*）

《力量思考》（*Power Thoughts*）

《当下一刻》（*The Present Moment*）

《我们生活的时代》（*The Times of Our Lives*）

《生命的重建：今天开始爱自己》（*You Can Create an Exceptional Life*）

《生命的重建》（*You Can Heal Your Life*）

《生命的重建肯定语》（*You Can Heal Your Life Affirmation Kit*）

《生命的重建 2》（*You Can Heal Your Life Companion Book*）

露易丝·海的 *CD*：

《一切都很好》（*All Is Well*）

《释放怒火》（*Anger Releasing*）

《癌症》（*Cancer*）

《变革和转型》（*Change and Transition*）

《拥抱改变》(*Embracing Change*)

《解放女性的礼物集锦》 (*The Empowering Women Gift Collection*)

《让人感觉很好的肯定》(*Feeling Fine Affirmations*)

《宽恕并爱内在的孩子》 (*Forgiveness/Loving the Inner Child*)

《怎么爱你自己》(*How to Love Yourself*)

《冥想的疗愈性》(*Meditations for Personal Healing*)

《疗愈生命的冥想法》(*Meditations to Heal Your Life*)

《心的重建》(*You Can Heal Your Heart*)

《早上和晚上的冥想》(*Morning and Evening Meditations*)

《101 个有力量的思考》(101 *Power Thoughts*)

《克服恐惧》(*Overcoming Fears*)

《启动心的力量》(*The Power Is Within You*)

《说话的力量》(*The Power of Your Spoken Word*)

《接受繁荣》(*Receiving Prosperity*)

《自我肯定》(*Self－Esteem Affirmations*)

《自我疗愈》(*Self－Healing*)

《释放压力》(*Stress－Free*)

《全部可能性》(*Totality of Possibilities*)

《我相信什么和深深的放松》(*What I Believe and Deep Relaxation*)

《生命的重建》(*You Can Heal Your Life*)

《生命的重建学习课程》（*You Can Heal Your Life Study Course*）

《你的思想创造你的生活》 （*Your Thoughts Create Your Life*）

露易丝·海的 *DVD*：

《接受繁荣》（*Receiving Prosperity*）

《生命的重建学习课程》 （*You Can Heal Your Life Study Course*）

《生命的重建，电影》（*You Can Heal Your Life，The Movie*）

《你可以相信你的生活》（*You Can Trust Your Life*）

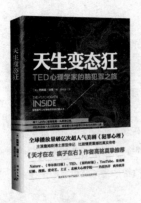

《天生变态狂：TED心理学家的脑犯罪之旅》
没有谁可以有理由放弃自己的人生

★ 超级畅销书《天才在左 疯子在右》作者高铭真挚推荐！

★ 百道网、雨枫书馆、首都图书馆重磅好书！2016全年当当心理学总榜前五！

★ 全球播放量破100,000,000次超人气美剧《犯罪心理》主演詹姆斯博士原型传记！

★ 天才科学家意外证实自己跟变态杀人犯大脑完全吻合！看作者如何自证自己是天才而不是变态者的全过程……

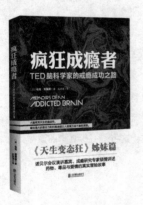

《疯狂成瘾者：TED脑科学家的戒瘾成功之路》
TED"瘾君子"脑科学教授的成瘾、堕落与自救

★ 《天生变态狂》姊妹篇，被外媒赞为"首本从科学角度讲述成瘾经历和机制的回忆录"。

★ 诺贝尔会议演讲嘉宾、TED演讲者、欲望与成瘾研究专家深陷药物、毒品、爱情的真实冒险故事。

★ 大脑有其天生的脆弱性，唯有强大的意志力和归属感能让人脱离万劫不复的深渊。

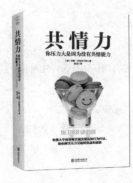

《共情力：你压力大是因为没有共情能力》
让你的灵魂熠熠发光

★ 哈佛大学前讲师首创共情认知行为疗法，助你解决压力引起的焦虑和恐惧。

★ 共情能力提高后，才能站在对方的立场想问题，从而提升人际交往质量，在生活和工作中游刃有余。

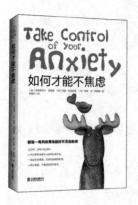

《如何才能不焦虑》
献给一有风吹草动就好不淡定的你！

★ 好玩、有用，每个人都能获益的抗焦虑书。轻松理解焦虑，帮你打败恐惧症、惊恐障碍、强迫症、广泛性焦虑、创伤后应激障碍。

★ 心理学杰出贡献奖获得者诚意分享非药物性的、有证据支撑的抗焦虑策略，助你拥有多产的、平衡的幸福生活。

★ 佛罗里达心理理事会前主席赫伯特·戈尔兹坦强烈推荐。

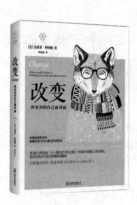

《改变》
若想撬动世界，你必须把支点放在自己的心灵上

★ 美国心理学家、《心理治疗师之路》作者杰弗里·科特勒35年研究，告诉你如何活成想要的模样。

★ 成功的人不是赢在起跑点上，而是赢在转折点。对于渴望改变现状、努力变得更好的你，这将是一份真挚的馈赠。

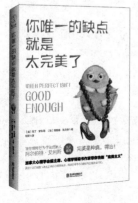

《你唯一的缺点就是太完美了》
过度追求完美是病，得治！

★ 全面而系统地剖析完美主义的成因，用认知行为疗法帮你解决完美主义带来的困扰。

★ 加拿大心理学会前主席带你告别"完美主义"。

★ 理性情绪行为疗法创始人心理学大师阿尔伯特·艾利斯力荐。

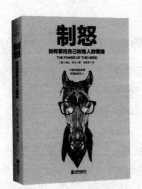

《制怒：如何掌控自己和他人的情绪》
十堂性格自修课，做情绪的主人

★ 享誉世界的情绪训练导师带你一步步提高情商和领导力！

★ 借用身体语言读透他人，善用情绪智慧激活潜在潜能！

★ 《唤醒老虎》作者彼得·莱文、《原始本能》作者克里斯琴·德·昆西以及《出版人周刊》倾情推荐。

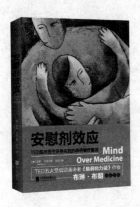

《安慰剂效应》
没有无法治愈的疾病，只有无法治愈的病人。

★ TED演讲获百万点击量的临床医生带你领略安慰剂效应的神奇魔力。

★ 有时候，你的康复不是因为医生做了什么，而是因为你心理的暗示力量。

★ TED五大受欢迎演讲者、《脆弱的力量》作者布琳·布朗强烈推荐。

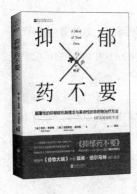

《抑郁药不要》
4周疗愈身体，轻松缓解抑郁的非药物方法。

★ 《谷物大脑》作者戴维·珀尔马特强烈推荐的抑郁症新机制及非药物治疗法。

★ 英文版首印100,000册，一上市即荣登《纽约时报》畅销书榜第10名！

★ 长居美国亚马逊医学榜第1名！德国版本上市后两周即荣登畅销书榜第16名！

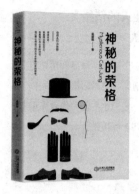

《神秘的荣格》
最适合中国读者了解荣格思想的心理学著作

★ 资深荣格学者杨韶刚殚精竭虑三十载，带您领略分析心理学创始人荣格的人生轨迹和思想精髓。

★ 中国第1位分析心理学家、华南师范大学心理系教授申荷永倾情作序推荐。

★ 美国著名心理学家威廉·道格拉斯（William Douglas）曾说："如果你能把荣格的观点仔细研究一遍，你的观点绝不会再像过去那样一成不变。"

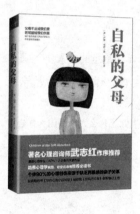

《自私的父母》
"不要用爱的名义伤害我"

★ 著名心理咨询师武志红作序推荐！《登天的感觉》作者岳晓东真挚推荐！

★ 哈佛心理学教授、多位职业咨询师推荐必读！

★ 继《与内心的小孩对话》之后，又一疗愈童年创伤的暖心与专业之作！

★ 我们疗愈自己，并非为了逃离父母，而是为了与自己的孩子好好相处！

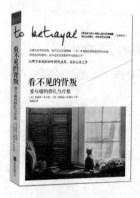

《看不见的背叛》
世界级心理学家耗时20年，披露人性中的背叛心理

★ 3.7亿播放量《爱情保卫战》特邀心理专家于际敬倾情推荐！性社会学博士、性教育专家方刚倾情推荐！

★ 15个故事涉猎情感背叛、性虐待、工作不公、种族歧视等多种背叛，却都揭示着同一个惊人的现象：明明身处背叛却佯装不知！而背叛盲视的原因如此触目惊心！

★ 背叛创伤研究专家自白亲身受性虐经历，通过直面背叛，自我疗愈父亲留下的终生创伤。

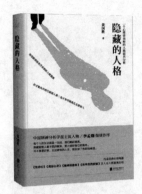

《隐藏的人格》
卸下伪装，丢掉包袱，与真实的自己面对面。

★ 全方位解读分析心理学创始人 荣格的人格面具理论。中国医学心理学之父李心天爱徒、国际人格面具研究院院长黄国胜20年经典奉献。

★ 中国精神分析学派主流人物李孟潮 倾情作序。

★ 内含经典心理电影《致命ID》《美丽心灵》《精神病患者》《肖申克的救赎》主人公人格面具分析。

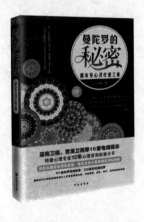

《曼陀罗的秘密：都市身心灵疗愈之旅》
国内首部彩绘曼陀罗疗法实践案例集

★ 长期占据英美亚马逊畅销榜第1名，并一度风靡亚洲的涂色书《秘密花园》的起源正是彩绘曼陀罗！

★ 湖南卫视等多个电视台多型心理类相关栏目受邀心理专家麦田运用彩绘曼陀罗治疗来访者的真实案例集！每一个案例都会让你不禁为之动容！

★ 知名心理咨询师李孟潮、著名主持人将将糊、中科院教授史占彪、北京林业大学副教授、心灵小说家陈泠、和学创始人刘浩锋等人倾情推荐！

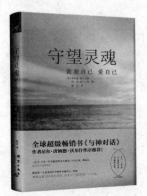

《守望灵魂》
让爱自己的你活得像个天使

★ 全球超级畅销书《与神对话》作者尼尔·唐纳德·沃尔什作序并强烈推荐！

★ 台湾身心灵导师张芝华真挚推荐，带你体味觉醒的幸福！

★ 继《当下的力量》之后，全球又一追寻生命意义、宽恕与爱的诚意之作。

★ 这个时代的我们貌似什么都不缺，可是我们仍旧心烦、苦闷，经典心灵读本让你重获内心的平和与宁静。